DE

LA SYPHILOSE

PHARYNGO-NASALE

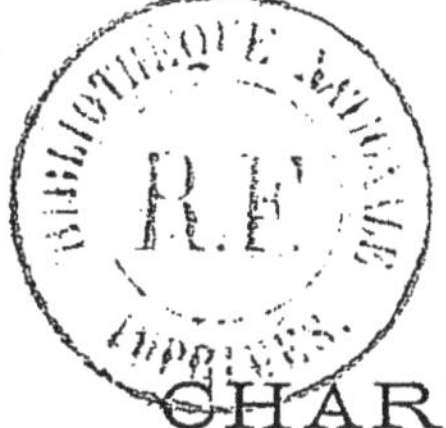

PAR

CHARLES MAURIAC

Médecin de l'hôpital du Midi

Lauréat de l'Institut et de l'Académie de médecine, etc., etc.

PARIS

V. ADRIEN DELAHAYE ET Cie, ÉDITEURS

Place de l'École-de-Médecine.

1877

DE

LA SYPHILOSE

PHARYNGO-NASALE

DU MÊME AUTEUR

ESSAI SUR LES MALADIES DU CŒUR : *De la mort subite dans l'insuffisance des valvules sigmoïdes de l'aorte.*

ÉTUDE SUR LES NÉVRALGIES RÉFLEXES, SYMPTOMATIQUES DE L'ORCHI-ÉPIDIDYMITE BLENNORRHAGIQUE. (Ouvrage couronné par l'Institut, prix Godard, année 1871.) — Savy, libraire-éditeur, 24, rue Hautefeuille.

LEÇONS DE CH. WEST SUR LES MALADIES DES FEMMES, traduites de l'anglais et considérablement annotées par le docteur CHARLES MAURIAC, médecin de l'hôpital du Midi. — 1870. Savy, libraire-éditeur, 24, rue Hautefeuille.

RECHERCHES CLINIQUES ET EXPÉRIMENTALES SUR L'EMPLOI DU CHLORAL DANS LES ALGIES DE NATURE VÉNÉRIENNE. — *Gazette des hôpitaux*, 1870-1871.

MÉMOIRE SUR LES AFFECTIONS SYPHILITIQUES PRÉCOCES DU SYSTÈME OSSEUX. — 1872. Adrien Delahaye, libraire-éditeur, place de l'École-de-Médecine.

MÉMOIRE SUR LE PARAPHIMOSIS; 1872. Adrien Delahaye.

ÉTUDE CLINIQUE SUR L'INFLUENCE CURATIVE DE L'ÉRYSIPÈLE DANS LA SYPHILIS. — 1873. Adrien Delahaye.

SYPHILIS GOMMEUSE précoce et réfractaire à l'iodure de potassium. — 1873. Ad. Delahaye.

DE LA BALANO-POSTHITE GANGRÉNEUSE SYMPTOMATIQUE DES CHANCRES SIMPLES; août 1873. — *Progrès médical.*

DU TRAITEMENT DE LA BALANO-POSTHITE ET DU PHIMOSIS SYMPTOMATIQUES DES CHANCRES SIMPLES. — 1874. Librairie Octave Doin, place de l'École-de-Médecine.

LEÇON SUR LA BALANO-POSTHITE ET LE PHIMOSIS SYMPTOMATIQUES DES CHANCRES INFECTANTS. Adrien Delahaye; 1874.

DU PSORIASIS DE LA LANGUE ET DE LA MUQUEUSE BUCCALE. Adien Delahaye; 1875. (Ouvrage couronné par l'Académie de médecine, 1876.)

DES SYNOVITES TENDINEUSES SYMPTOMATIQUES DE LA SYPHILIS ET DE LA BLENNORRHAGIE. Adrien Delahaye; 1875.

DU TRAITEMENT DE LA SYPHILIS PAR LES FUMIGATIONS MERCURIELLES. Adrien Delahaye; 1875.

DES LARYNGOPATHIES PENDANT LES PREMIÈRES PHASES DE LA SYPHILIS (en collaboration avec M. le docteur KRISHABER); 1875.

DIMINUTION DES MALADIES VÉNÉRIENNES DANS LA VILLE DE PARIS DEPUIS LA GUERRE DE 1870-1871. Première leçon. Adrien Delahaye; 1875.

DIMINUTION DES MALADIES VÉNÉRIENNES DANS LA VILLE DE PARIS DEPUIS LA GUERRE DE 1870-71. Deuxième leçon. — **RARETÉ ACTUELLE DU CHANCRE SIMPLE.** Ad. Delahaye; 1875.

DES LARYNGOPATHIES GRAVES COMPLIQUÉES DE PHLEGMON PÉRI-LARYNGIEN; 1876.

HERPÈS NÉVRALGIQUE DES ORGANES GÉNITAUX. Adrien Delahaye; 1876.

LOCALISATIONS DE LA SYPHILOSE CORTICALE DU CERVEAU : Aphasie et hémiplégie droite syphilitiques à forme intermittente. Masson, libraire-éditeur; 1877.

MÉMOIRE SUR LES AFFECTIONS SYPHILITIQUES PRÉCOCES DES CENTRES NERVEUX; 1875.

Pour paraître prochainement :

MYOPATHIES SYPHILITIQUES.

ULCÉRATIONS NON VIRULENTES DES ORGANES GÉNITAUX.

DE

LA SYPHILOSE

PHARYNGO-NASALE

PAR

CHARLES MAURIAC

Médecin de l'hôpital du Midi

Lauréat de l'Institut et de l'Académie de médecine, etc.; etc.

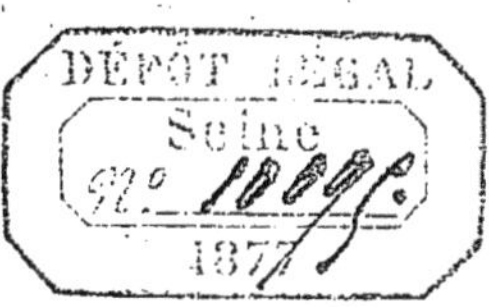

PARIS

V. ADRIEN DELAHAYE ET Cie, ÉDITEURS

Place de l'École-de-Médecine.

1877

PRÉFACE

Les déterminations de la syphilis sur les cavités du nez et du pharynx sont si fréquentes, que j'ai pu, en quelques années, les étudier sous tous leurs aspects. Dans mon cours de 1875, à l'hôpital du Midi, je leur consacrai plusieurs leçons qui ont été publiées successivement dans la *Gazette médicale*, dans le *Bulletin de thérapeutique* et dans l'*Union médicale*.

Ces leçons, augmentées de tous les cas que j'ai observés depuis, forment une monographie complète.

Les trois premières, avec l'appendice, comprennent l'exposition et l'analyse détaillées des faits. C'est la partie clinique et fondamentale de ce travail. On y trouvera, je crois, toutes les formes, toutes les variétés, tous les degrés de la *syphilose pharyngo-nasale*, avec les particularités qui se rattachent à l'évolution, à l'âge, aux coïncidences pathologiques, au traitement de la maladie constitutionnelle et de l'affection locale.

Les quatre dernières leçons embrassent, dans une vue d'ensemble, ce que nous avait enseigné la clinique faite au jour le jour. C'est la synthèse après l'analyse. Cette seconde partie, qui est didactique, se compose de considérations générales et de descriptions détaillées ayant pour objet l'anatomie pathologique, les symptômes, l'évolution, l'étiologie, le diagnostic, le pronostic et le traitement de la syphilose pharyngo-nasale.

J'ai donné des développements considérables aux questions qui m'ont paru offrir le plus d'intérêt, entre autres, à celle des adhérences du voile du palais, et à celle du diagnostic de la syphilose et de la scrofulose pharyngo-nasales.

Je me suis toujours efforcé de pénétrer aussi avant que possible dans la pathogénie des phénomènes et dans leur interprétation physio-pathologique.

On trouvera sans doute que les exemples de guérison rapide et définitive sont rares. Trop souvent, en effet, ce sont des désordres irremédiables qui se produisent fatalement et malgré l'administration la plus méthodique du mercure et de l'iodure de potassium. Ces médicaments peuvent éteindre, il est vrai, la spécificité de la lésion; mais il arrive quelquefois que certains symptômes, tels que l'ozène, se perpétuent par la seule difficulté que rencontrent l'élimination et l'extraction des séquestres, etc. Ces suites, pour ainsi dire mécaniques, défient l'action des spécifiques. Et puis, dans ces cavités à parois osseuses et membraneuses fragiles et peu épaisses, des lésions, insignifiantes partout ailleurs, peuvent devenir rapidement graves et produire des déformations et des troubles fonctionnels incurables, etc.

A quelque point de vue qu'on se place, l'étude de la syphilose pharyngo-nasale offre donc un haut intérêt théorique et pratique. C'est ce qui explique et justifie l'étendue que j'ai donnée à cette monographie.

CHARLES MAURIAC.

Paris, Juillet 1877.

LEÇONS

SUR

LA SYPHILOSE PHARYNGO-NASALE

PREMIÈRE LEÇON

Messieurs,

Parmi les malades que j'ai reçus à ma dernière consultation, et que je viens de vous montrer, il en est un sur lequel j'ai appelé spécialement votre attention. C'est celui qui est au lit 27 de la salle 8.

Cet homme, âgé de 39 ans, présente le cas d'une syphilis qui, après avoir été bénigne à son origine, a produit plus tard des désordres graves et irréparables du côté de la gorge et du nez. De pareils faits étaient assez communs autrefois; aujourd'hui ils le sont moins; on pourrait même les dire rares, eu égard au grand nombre de syphilis qui n'entraînent pas de conséquences aussi fâcheuses.

A quelque point de vue qu'on se place, ils sont dignes d'intérêt et méritent la plus sérieuse étude. Je saisis donc avec empressement l'occasion de vous en parler. Comme ils appartiennent à l'ordre des phénomènes tertiaires, et qu'ils occupent presque toujours simultanément le pharynx et les cavités nasales, je les désignerai sous la dénomination commune de *syphilose pharyngo-nasale*. Je vous décrirai cette affection syphilitique constitutionnelle avec quelques détails, en restant toujours sur le terrain de la clinique.

I

Obs. I. — Le malade qui va faire l'objet de cette étude est d'une constitution forte, d'une bonne santé habituelle. Il n'a pas eu de manifestations scrofuleuses dans son enfance, et n'a même jamais été atteint d'aucune maladie générale ou locale, héréditaire ou acquise.

C'est en 1864 qu'étant militaire, et faisant partie de l'expédition du Mexique, il contracta la syphilis à Querétaro. Il avait vu impunément jusqu'alors une quinzaine de femmes dans ce dangereux pays, lorsqu'il obtint, pour la somme d'un demi-réal (six sous et demi environ de notre monnaie), les faveurs d'une habitante d'Amezzo, qui lui communiqua en même temps une blennorrhagie et un chancre.

C'est, en effet, deux ou trois jours après ce dernier coït que survint un écoulement qui dura six mois; quant au chancre, il ne se manifesta qu'au bout de douze jours. L'avant-dernier coït ayant eu lieu un mois et demi auparavant, il est plus naturel de rapporter le chancre au dernier, bien que les exemples de longue incubation pour l'accident primitif de la syphilis soient aussi fréquents, sinon plus fréquents que les exemples d'incubation très-courte. Mais douze jours d'incubation dans un pareil climat sont parfaitement acceptables.

Quoi qu'il en soit, ce chancre qui siégeait sur la muqueuse du prépuce, ressemblait d'abord à une simple plaque rouge. Cette plaque ne tarda pas à s'exulcérer et à s'élargir, sans creuser profondément. Elle dura environ un mois, et ne laissa aucune trace cicatricielle.

II

Ainsi, l'accident primitif de la syphilis, chez notre malade, a été des plus légers; il est toujours resté superficiel, et n'a manifesté à aucun moment ces tendances ulcéreuses, destructives, phagédéniques, qu'on observe quelquefois dans certaines variétés de chancres indurés.

J'insiste sur ce point, parce que quelques syphiliographes ont cru trouver une corrélation entre la maladie constitutionnelle et son accident primitif, disant que la première est faible ou forte, suivant que le chancre initial est lui-même bénin ou grave, superficiel ou ulcéreux.

Au point de vue du pronostic, la forme du chancre, ses principaux caractères, son mode d'évolution, etc., seraient donc, d'après cette théorie, d'une importance capitale. Sans nier la valeur des prévisions qu'on en peut déduire, je crois qu'il ne serait pas prudent de se montrer trop affirmatif sur cette question.

Le malade dont je vous parle en est une preuve, mais une preuve tardive, comme vous l'allez voir.

Les premières phases de sa syphilis auraient pu justifier, en effet, la bénignité du pronostic. Un mois environ après l'apparition du chancre infectant, il survint des plaques muqueuses dans la gorge, qu'on cautérisa tous les jours. Quelques-unes, paraît-il, étaient ulcéreuses, mais elles ne troublaient ni la phonation ni la déglutition. Un traitement mixte à l'iodure de potassium et à l'hydrargyre fut institué dès le début des accidents, et scrupuleusement suivi à l'hôpital pendant quatre mois.

Il n'y eut, ou du moins on ne découvrit aucune autre manifestation de la syphilis chez le malade. Aussi se félicitait-il d'en être quitte à si bon marché. Il voyait autour de lui ses camarades atteints des manifestations les plus sérieuses de la syphilis. Presque tous avaient des pustules ou des ulcérations serpigineuses sur la peau, des douleurs atroces dans les membres, des angines infiniment plus graves que la sienne, etc. On ne les guérissait que lentement, et avec les plus grandes difficultés, quand on les guérissait; et lui se trouvait débarrassé, au bout de quatre mois, d'une maladie qui passait avec raison pour être très-redoutable dans ces contrées.

L'armée d'expédition du Mexique fut fortement éprouvée par la syphilis. Nos chirurgiens militaires n'en furent point surpris; ils savaient qu'elle est funeste pour les étrangers, quoiqu'elle ne présente en général, chez les indigènes, que peu de gravité.

III

Un chancre infectant superficiel suivi, au bout d'un mois, de plaques muqueuses ulcérées du pharynx, voilà donc à quoi se sont bornées les premières manifestations de la syphilis dans le cas en question. Tout en faisant une large part au traitement mixte dans la guérison, n'était-on pas en droit de supposer que la maladie était de celles qui n'altèrent pas profondément la constitution, et qui, s'éliminant peu à peu spontanément, ne font pour ainsi dire que traverser l'organisme?

Voyons si l'avenir devait justifier ces prévisions favorables. Oui, mais pendant sept années seulement. Depuis sa sortie de l'hôpital de Quérétaro, qui eut lieu en 1864, jusqu'en avril 1871, notre malade n'éprouva, en effet, aucune nouvelle atteinte de sa syphilis. Aussi renonça-t-il à toute médication spécifique après la guérison de la première poussée.

C'est en pleine santé, et sans en être averti par des troubles généraux précurseurs, qu'il fut repris d'accidents syphilitiques exclusivement localisés, cette fois aussi, dans la cavité pharyngienne. Presque tout à coup, et sans cause appréciable, il éprouva une très-grande gêne dans la déglutition des liquides et des solides. La voix ne fut pas altérée.

On constata des ulcérations étendues dans le pharynx; on administra des pilules et on fit quelques cautérisations. L'iodure de potassium ne fut donné que tardivement et à petites doses.

Cette seconde attaque de la syphilis fut sévère, et on ne parvint pas à arrêter le processus de ses manifestations, qui allèrent toujours en s'aggravant de plus en plus.

Au bout de trois mois, il survint de la surdité des deux côtés, surtout à droite, de grandes douleurs de tête; et, un beau jour (ou plutôt un mauvais jour), le malade, à la suite d'un effort d'expuition, cracha sa luette. Les jours suivants, il perdit peu à peu et cracha de la même façon ce qui lui restait de voile du palais.

A partir de ce moment, sa voix devint nasonnée, et, dès le début, immédiatement après la chute du voile, elle le fut presque autant que vous avez pu le constater aujourd'hui.

Le grave événement que je vous raconte eut lieu en juillet et août 1871. Il ne se produisit aucune manifestation syphilitique sur les autres parties du corps.

La surdité consécutive à l'angine syphilitique disparut tout d'un coup, en janvier 1872, comme si les oreilles s'étaient débouchées spontanément. Peu à peu, dans les derniers mois de 1871, les phénomènes aigus et douloureux s'amendèrent, mais sans jamais disparaître complétement. Néanmoins, il ne survint aucun autre accident sérieux du côté de la gorge jusque dans ces derniers temps.

Quoiqu'il éprouvât quelquefois de la gêne ou de la douleur dans le pharynx, le malade cessa tout traitement pendant les années 1872, 1873, 1874, et les premiers mois de 1875.

IV

Au commencement du mois de mai 1875, c'est-à-dire il y a environ trois mois, la narine droite s'engorgea peu à peu, et la circulation de l'air y fut de plus en plus difficile. Cette rhinopathie syphilitique était indolente au début; mais, il y a trois semaines, elle est devenue douloureuse et a pris une sorte de caractère aigu. Ainsi, la joue correspondante s'est tuméfiée et le nez rejette une grande quantité de mucosités purulentes, exhalant l'odeur propre à l'ozène. Il est même sorti en avant, et par les arrière-narines, deux petits fragments d'os nécrosés.

Vers la fin de mai, l'aile de la narine droite a pris une teinte d'un rouge sombre, et elle s'est gonflée et œdématiée au point de tripler le volume du nez.

Depuis cette exaspération de la rhinopathie, le malade éprouve des douleurs irradiantes et fixes dans plusieurs points de la face du côté droit.

Voilà quelle a été la troisième attaque de la syphilis. Elle s'est produite, sur les cavités nasales, trois ans après la seconde, et près de onze ans après la première. Vous pourrez l'étudier, la suivre, juger de ses effets et de son processus régressif, si en ce moment elle est arrivée, comme je l'espère, au point culminant de son évolution. Je vais instituer un traitement vigoureux mixte, dans lequel l'iodure de potassium entrera pour une part beaucoup plus large que l'hydrargyre. Peut-être parviendrai-je à arrêter et à guérir les progrès du mal. C'est ce que nous verrons ultérieurement.

Avez-vous remarqué que le malade est maigre, faible, et qu'il présente les apparences d'un sujet épuisé, ou du moins fortement éprouvé par une maladie chronique? C'est qu'il a été touché par les deux dernières attaques de sa syphilis beaucoup plus que par la première; et, bien que localisée dans les cavités naso-pharyngiennes, la détermination morbide n'en a pas moins eu un retentissement fâcheux sur tout l'organisme.

Je vais donner la description sommaire des désordres profonds et irremédiables qui existent dans la gorge.

Tout le voile du palais a disparu; il n'en reste plus aucun vestige. La voûte palatine se termine brusquement en arrière par son rebord osseux.

Les deux piliers du voile du palais et les amygdales ont également été détruits. Il en résulte que ce qu'on désigne sous le nom d'isthme du gosier, c'est-à-dire le détroit contractile limité en bas par la base de la langue, en haut, par le voile, et, sur les côtés, par les piliers, n'existe plus, et a été remplacé par une immense ouverture toujours béante, qui réunit en une même cavité les arrière-narines, tout le pharynx et la partie postérieure de la cavité buccale.

Cette espèce de cloaque, d'un aspect horrible et dont on ne peut se faire une idée qu'après l'avoir vu, date de la deuxième attaque de la syphilis, c'est-à-dire de l'année 1871. Les pertes de substance ont été remplacées par du tissu cicatriciel. Mais ce n'est pas tout : il existe sur les parois postérieures et latérales du pharynx des lésions plus récentes et qui sont actuellement en pleine activité.

Ces lésions, que vous avez pu constater sans peine, consistent en une vaste ulcération à bords déchiquetés et irréguliers, à fond pultacé et pseudo-membraneux, se prolongeant de haut en bas dans toute l'étendue de la cavité, et s'avançant sur les côtés presque jusqu'aux points occupés autrefois par les piliers postérieurs. L'ulcération est donc très-vaste; son extrémité supérieure se prolonge jusqu'au sommet des arrière-narines, et son extrémité inférieure descend presque, derrière le larynx, jusqu'à l'origine de l'œsophage. Heureusement qu'elle n'est pas profonde. Elle est étalée sur la muqueuse, dont elle ne paraît avoir entamé que les couches les plus superficielles. Ses bords sont minces, aplatis, sans saillie au-dessus des parties voisines; ils ne sont pas entourés d'une auréole inflammatoire vive; il n'existe pas d'œdème périphérique. En un mot, le processus ulcéreux est lent, modéré et semble manifester, dès maintenant, une tendance plutôt réparatrice que destructive. Cependant le malade n'a encore suivi aucun traitement.

C'est un signe de bon augure que cette spontanéité dans la guérison. Toutefois, il ne faudrait pas trop s'y fier. Combien de fois ne voit-on pas sur la peau, et même sur les muqueuses, des ulcérations de cette nature se cicatriser d'un côté ou à leur centre, et s'agrandir linéairement d'un autre côté sous forme serpigineuse, ou élargir leurs cercles destructeurs!

Ici, jusqu'à présent, je ne découvre rien de pareil, et j'espère que cette syphilide pharyngée restera superficielle et ne dépassera pas ses limites actuelles.

Ce qui me rassure encore, c'est qu'elle est à peu près indolente et presque insensible au contact des aliments. Le malade mange et avale sans ressentir de douleurs dans l'arrière-gorge. Les seuls troubles fonctionnels qu'il éprouve consistent dans le nasonnement et une gêne relativement très-légère de la déglutition.

V

Ce sont là des symptômes inséparables de la perte du voile du palais. La colonne sonore qui part du larynx ne se divise plus dans le pharynx suivant les proportions qu'exige le timbre normal de la voix. Le voile du palais n'étant plus là pour la diviser et pour la diriger dans la cavité buccale, elle se précipite dans les arrière-narines et dans les fosses nasales, où elle se heurte aux cornets et s'amortit dans les sinus, ce qui lui fait perdre sa force et la rend tout à la fois sourde et nasonnée.

Il en est ainsi, mais à un moindre degré, dans la déchirure, dans les divisions, dans les perforations, dans les paralysies du voile du palais, et dans les lésions la plupart du temps syphilitiques, qui attaquent la portion osseuse de la voûte palatine, et établissent une communication plus ou moins étendue entre la cavité buccale et les narines.

Les exemples de cette dernière lésion ne sont pas rares. J'en ai presque toujours quelqu'un dans mes salles. Mais quand il s'agit d'une perforation de la voûte palatine osseuse, les malades remédient facilement aux inconvénients d'une voix nasonnée, et lui rendent son timbre normal en bouchant l'ouverture palatine, soit avec de la mie de pain, soit avec un tampon de coton. Cet ingénieux moyen qu'on découvre instinctivement n'est pas applicable aux lésions du voile du palais, à cause de sa mobilité. Aussi, en pareil cas, le nasonnement ne peut-il se dissimuler, à moins de recourir à des appareils de prothèse plus compliqués. On en fabrique aujourd'hui qui fonctionnent admirablement et suppléent à toutes les imperfections congénitales ou accidentelles du voile du palais.

Les troubles de la déglutition constituent aussi un des signes habituels de la lésion du voile ou des communications anormales de la bouche et des narines. Le bol alimentaire ou l'ondée liquide, saisis par la contraction pharyngée pendant le deuxième temps de la déglutition, ne sont plus ou ne sont qu'imparfaitement retenus en haut et poussés en bas par le voile du palais. Il en résulte qu'une partie a de la tendance à s'échapper du côté des fosses nasales et à y pénétrer. C'est ce qui arrive quand leur arrière-cavité n'est plus protégée et obturée par le redressement du voile et par le rapprochement des piliers.

Notre malade, qui a perdu toutes les parties constituantes de l'isthme du gosier, et chez lequel il ne reste aucun vestige ni du voile ni des piliers, devrait avaler avec la plus extrême difficulté et rendre par les narines une partie des aliments ou des boissons qu'il ingurgite.

Eh bien, les fonctions si compliquées de la déglutition s'accomplissent chez lui beaucoup moins mal qu'on ne pourrait le supposer. Dans cet énorme et monstrueux cloaque, où aucune barrière contractile ne sépare plus les trois cavités qui y aboutissent, les aliments et les boissons trouvent leur voie, ou sont forcés de la prendre et de descendre dans l'œsophage. Ils y sont forcés par les seules contractions du pharynx et par le jeu de la base de la langue. L'habitude, j'en suis convaincu, a rendu les muscles de ces deux organes industrieux, et leur a permis d'accomplir la tâche dévolue, dans les conditions normales, aux muscles des piliers et à ceux du voile du palais. Pour en arriver là, il a fallu sans doute une longue gymnastique où la volonté a peut-être moins de part que l'instinct, car les mouvements que nécessite la déglutition sont presque tous des mouvements de l'ordre réflexe. Quoi qu'il en soit, le résultat me paraît étonnant, d'autant plus étonnant que la large ulcération qui a envahi presque toute la muqueuse pharyngée devrait paralyser jusqu'à un certain point, ou tout au moins entraver beaucoup l'action contractile des muscles sous-jacents.

Or il n'en est rien, et c'est une raison de plus pour supposer, comme je le faisais plus haut, que cette ulcération est superficielle, et que l'espèce de couche pseudo-membraneuse qui la recouvre ne cache pas de lésions profondes. C'est une raison de plus aussi pour vous faire remarquer que son processus est indolent et circonscrit; car, s'il était inflammatoire et diffus, comme dans certaines angines communes ou spécifiques, peut-être les muscles sous-jacents seraient-ils paralysés. La paralysie ou l'atonie et la faiblesse des couches musculaires étalées au-dessous des muqueuses ne sont pas rares, en effet, quand ces dernières deviennent le siége d'une détermination irritative de quelque intensité.

VI

Il est vrai que, chez notre malade, la langue est intacte, et je suis convaincu que c'est elle qui joue maintenant le rôle le plus actif dans la déglutition. Grâce à la gymnastique imposée par les circonstances, les muscles intrinsèques et extrinsèques de cet organe, surtout ceux de sa base, ont dû acquérir une agilité, une souplesse, une liberté et une amplitude d'action qui leur permettent de faire manœuvrer avec habileté, et dans tous les sens, la masse charnue; de la porter rapidement en haut, en arrière et sur les côtés; en haut surtout, pour la mettre en contact avec la partie supérieure du pharynx pendant le deuxième temps de la déglutition.

Ne vous semble-t-il pas, en effet, comme à moi, que l'imperfection fonctionnelle, qu'entraîne pour la déglutition la perte complète du voile et des piliers, ne peut être annihilée ou atténuée que par le mécanisme suivant?

Il faut que le bol alimentaire ou l'ondée liquide, au moment de leur entrée dans le pharynx, soient saisis plus brusquement qu'à l'état normal, et surtout dirigés en bloc, et par une saisie vive et violente, en arrière et en bas, vers l'orifice supérieur de l'œsophage. C'est l'affaire des muscles de la partie supérieure du pharynx. Forcément ils doivent se projeter au-dessous des arrière-narines, y former une espèce de voûte pour suppléer au voile et même venir jusqu'au contact du rebord osseux du palais. Mais une pareille portée d'action leur est-elle possible? Non, sans doute. On ne peut pas exiger d'eux plus qu'ils ne peuvent faire, et leur effort contractile ne va pas au delà de certaines limites.

Aussi est-il indispensable qu'un autre organe leur vienne en aide pour empêcher la déviation des aliments et des liquides. La langue, en effet, dont le jeu est beaucoup moins restreint, et qui est dotée d'un appareil musculaire plus riche, doit, pendant que le pharynx se projette en avant et en bas, se projeter, elle, en arrière et en haut, de manière à venir à sa rencontre, à le rejoindre, s'il est possible, ou, du moins, à se rapprocher assez de lui pour obturer à peu près complétement l'orifice postérieur des fosses nasales. C'est ce qu'elle fait, et, pour vous en convaincre, vous n'avez qu'à examiner les mouvements de l'os hyoïde pendant la déglutition, chez les personnes qui avalent difficilement, par suite d'une lésion de l'isthme du gosier. Vous verrez avec quelle force et quelle rapidité il est porté en haut et en arrière par l'action des muscles extrinsèques devenue deux ou trois fois plus énergique et plus effective que dans l'état normal. Mais il est probable que les muscles intrinsèques de la langue entrent en jeu, eux aussi, qu'ils arrondissent et concentrent l'organe, ou bien, au contraire, l'étalent et le recourbent, épaississent, amincissent et redressent ses bords, etc., de façon à suppléer, dans les limites du possible, à la soupape du voile et au double rideau contractile des piliers.

VII

Après cette longue digression physiologique, revenons à notre malade, et occupons-nous de son nez.

Comme l'ulcération de la muqueuse pharyngée, les lésions du nez sont de date récente. Elles ne remontent qu'à trois semaines, et ce n'est que depuis quelques jours qu'elles se sont exaspérées, et qu'elles en sont venues au point de gravité où nous les trouvons aujourd'hui. Elles ont deux foyers principaux : l'un situé dans l'intérieur des fosses nasales; l'autre, extérieur et qui occupe l'aile de la narine droite. Le premier est le plus ancien, et le second ne date que de quelques jours.

Quoique nous n'ayons pas fait encore l'examen rhinoscopique des cavités nasales, il est facile de déterminer approximativement la nature et l'étendue des désordres qui s'y sont produits. Il est probable, en effet, qu'ils ont débuté par la muqueuse ; qu'une inflammation ulcérative à marche rapide en a détruit un ou plusieurs points, a attaqué ensuite le périoste et entraîné la nécrose des os sous-jacents. L'inverse pourrait avoir eu lieu, c'est-à-dire que le périoste et les os ayant été atteints primitivement, l'ulcération de la muqueuse n'aurait été que consécutive. Quoi qu'il en soit, le résultat est le même.

C'est dans la fosse nasale du côté droit que siégent les principales lésions. Vous n'auriez pas, pour vous l'indiquer, la gêne de la circulation de l'air dans son intérieur, l'expulsion de mucosités purulentes et de fragments osseux nécrosés, par son ouverture antérieure et postérieure, que la tuméfaction œdémateuse de la joue droite vous permettrait de l'affirmer. Cette tuméfaction ne date que de quelques jours; elle a coïncidé avec une aggravation de tous les symptômes, et avec l'apparition d'une petite tumeur sur l'aile de la narine correspondante. Cette nouvelle lésion, sans en être la seule cause, a sans doute aussi contribué à l'augmenter.

Quelle est la nature de cette tumeur? Vous avez vu qu'elle est ovalaire, grosse comme un noyau d'abricot, d'un rouge sombre, tendue, luisante, sous-cutanée, qu'elle se confond à sa périphérie avec les tissus voisins, qu'elle est dure sur ses bords et un peu molle à son centre, où, par une exploration attentive, on peut déjà percevoir de la fluctuation.

Eh bien, ne sont-ce pas là les caractères de la tumeur gommeuse? C'est, en effet, une gomme qui s'est développée sur l'aile du nez, et qui a commencé à entrer dans la phase régressive qui entraîne son ramollissement. Le processus de cette tumeur a été rapide, mais peu irritatif, car elle est toujours restée indolente, et, aujourd'hui, on peut la palper dans tous les sens, sans provoquer aucune douleur. Les irradiations douloureuses et névralgiformes qui se sont manifestées, il y a quelques jours, dans la joue droite et même dans tout ce côté du visage, tiennent, sans aucun doute, aux lésions profondes de la fosse nasale correspondante.

Quoique le malade ait expulsé des fragments osseux nécrosés, la charpente de son nez est restée solide, et cet organe n'a pas subi l'affaissement caractéristique que vous avez pu observer sans doute chez quelques individus moins privilégiés que lui. Quand la cloison osseuse, quand les os propres du nez sont attaqués et détruits dans une grande étendue, la saillie du nez disparaît et est remplacée par une concavité aplatie et limitée en haut par la saillie du front, en bas par la pointe du nez qui, étant entraînée vers l'enfoncement, se redresse et se dirige obliquement en haut et en arrière. Quelquefois, à ce niveau, il existe un coude brusque et une sorte de sillon ou de pli de la peau. Chez quelques personnes, l'aplatissement du nez devient tel que l'organe n'existe plus pour ainsi dire sur certains points ; il est de niveau avec les joues, ou même rentre au lieu de faire saillie.

La structure du nez, chez notre malade, est encore intacte dans les parties essentielles qui assurent sa configuration. Il est donc probable que la nécrose a atteint surtout les cornets. Rarement une rhinopathie syphilitique se produit à une époque avancée de la maladie sans provoquer l'expulsion de quelques fragments osseux nécrosés. Cette lésion est toujours grave, mais n'entraîne pas fatalement ses conséquences les plus désagréables, qui sont la déformation et l'affaissement du nez. J'ai vu bien des malades chez lesquels elle s'est limitée aux parois latérales, ou n'a produit qu'une perforation de la cloison insuffisante pour amener un écroulement total ou partiel de l'édifice nasal.

J'espère que la rhinopathie dont nous nous occupons appartient à cette catégorie.

Les mucosités purulentes, et d'une teinte sanieuse ou grisâtre, qui existent dès le début de l'affection, ont un peu perdu de leur abondance et de leur odeur infecte. L'air circule aussi un peu moins mal dans l'intérieur de la narine. Ce sont là des circonstances d'un bon augure ; mais la tuméfaction œdémateuse de la joue m'inspire quelques inquiétudes, et je crains que le processus des lésions internes de la fosse nasale ne soit encore en pleine activité.

VIII

Il n'a point été, jusqu'ici, contrarié par le traitement, car le malade s'est abstenu de toute médication interne ou externe. Nous n'allons pas le laisser plus longtemps dans cette fatale inertie. Il est aussi indiqué que possible d'agir avec vigueur. Peut-être aurons-nous la chance d'arrêter les désordres actuels et de prévenir ceux qui pourraient encore se produire.

Je n'ai pas besoin de vous dire que c'est à l'iodure de potassium surtout qu'il faut avoir recours. C'est le spécifique par excellence des lésions de cette nature et de toutes celles qui surviennent à une phase avancée de la maladie constitutionnelle. Je vais en administrer d'emblée 4 grammes ; je donnerai, en outre, deux cuillerées à bouche de sirop de bi-iodure ioduré, ce qui portera la dose de l'iodure de potassium à 5 ou 6 grammes.

Il ne faut pas hésiter, en pareil cas, à donner de fortes doses. Avec 1 ou 2 grammes, vous n'obtiendriez qu'un résultat nul ou médiocre. La tolérance s'établit très-vite. Il est même remarquable que les troubles physiologiques produits par ce sel, chez beaucoup de personnes, tels que l'écoulement nasal, la rougeur des conjonctives et le larmoiement, le mal de gorge, etc., sont quelquefois beaucoup moins prononcés avec les fortes doses qu'avec les petites. C'est un fait qui m'a beaucoup surpris et qu'il est difficile d'expliquer. Je l'ai constaté souvent, et chez un assez grand nombre de malades, pour croire qu'il n'est pas purement accidentel ou idiosyncrasique.

Mais l'iodure de potassium, dût-il produire dans toute leur plénitude et avec tous les désagréments qui les accompagnent, ses effets physiologiques d'hypérémie muqueuse oculo-nasale, qu'il faudrait passer outre, car il y a urgence d'en user largement. Je lui associe, dans de faibles proportions, le bi-iodure d'hydrargyre, parce que le mercure est un trop puissant spécifique de la syphilis pour se priver entièrement de son secours, même dans les cas où son indication est primée par celle de l'iodure.

Quant à la médication locale, quoiqu'elle soit infiniment moins importante que le traitement interne, il ne faut pas la négliger. Il y a trois lésions à combattre : 1° l'ulcération pharyngienne; 2° les lésions de la fosse nasale droite; 3° la petite gomme de la narine.

Après avoir détergé l'ulcération pharyngienne par des gargarismes émollients, puis par des gargarismes composés d'une faible solution de chlorate de potasse ou de borax, je la ferai toucher une fois tous les jours avec un pinceau imbibé de teinture d'iode.

Je prescrirai aussi des injections détersives dans l'intérieur du nez ; on les fera plusieurs fois par jour, et on ajoutera à chacune d'elles quelques gouttes d'une solution de permanganate de potasse au 100e. Je les ferai ensuite aiguiser et aromatiser avec de l'alcool camphré. Les injections seront suivies, au bout de quinze à vingt minutes, du reniflement d'une poudre au calomel. Celle que je fais priser habituellement se compose d'un mélange de calomel, de sous-nitrate de bismuth et de sucre, dans les proportions suivantes :

Sucre en poudre.	*ãã* . . .	4 grammes.
Sous-nitrate de bismuth. . .		
Calomel		2 —

Quant à la gomme de l'aile du nez, on la recouvrira d'une rondelle d'emplâtre de Vigo *cum mercurio*, qu'on changera tous les jours, ou bien de la pommade suivante :

Masse emplastique de Vigo *cum mercurio.*	*ãã.* 5 grammes.
Onguent napolitain.	

dont je fais un fréquent usage dans les syphilides ulcéreuses ou les ulcérations consécutives avec ramollissement des tumeurs gommeuses. On en applique une couche épaisse sur la partie malade, et, par dessus, on adapte de la baudruche dont on fixe les bords avec du collodion. C'est un pansement qui est durable et qu'on n'a besoin de renouveler que tous les cinq ou six jours.

IX

Je vous ait dit, et vous avez pu constater qu'il existait déjà un peu de fluctuation au centre de la tumeur gommeuse. Peut-être êtes-vous disposés à penser qu'il y aurait opportunité d'ouvrir la poche et d'évacuer son contenu. Eh bien, vous commettriez une faute en agissant ainsi. L'opération ne servirait à rien ; vous feriez une plaie inutile et qui ne favoriserait nullement la résorption des produits morbides. Je crois qu'elle l'entraverait plutôt. Dans tous les cas, vous courriez le risque de provoquer une ulcération et une perte de substance qui n'existent pas encore.

N'ouvrez jamais les tumeurs syphilitiques, quelque fluctuantes qu'elles soient. C'est un conseil que je vous donne avec la certitude qu'il est bon. L'expérience me l'a prouvé bien des fois. Combien n'ai-je pas vu de ces poches remplies de liquide, au point d'être semblables à des vessies, se résorber et se guérir spontanément sous la seule influence du traitement interne !

Il est bien entendu que je parle des collections purement syphilitiques qui ont un processus lent, non inflammatoire, qui ne se compliquent point de phlegmon périphérique, et qui sont situées dans des régions où leur présence ne peut produire, par compression ou autrement, aucun trouble physiologique grave.

Ces restrictions et le conseil qui les précède sont justifiés par un cas grave que je vous montrerai et auquel je me propose de consacrer une leçon (1). Il s'agit d'un malade qui a contracté, il y a deux ou trois ans, une syphilis sévère. Il a eu, à plusieurs reprises, de larges ulcérations sur la peau et sur la muqueuse pharyngo-laryngée. Dans ces derniers temps, une attaque de laryngopathie syphilitique des plus violentes a mis ses jours en danger. En outre, sa langue, depuis la pointe jusqu'à la base, était criblée de tumeurs gommeuses, dont quelques-unes comprimaient l'épiglotte et la partie supérieure du larynx.

Sur ces entrefaites, le cou se tuméfia dans toute la région sous-hyoïdienne, et devint énorme en quelques jours. La suffusion œdémato-plastique était diffuse, mais principalement accumulée au-devant du larynx, ce qui gênait singulièrement la mobilité qui lui est nécessaire pour l'accomplissement de ses fonctions déjà compromises par la destruction ulcéreuse des cordes vocales. Au bout d'un septénaire, la suffusion prit les allures d'un phlegmon subaigu; la peau était chaude et rouge, mais la fluctuation indécise. Néanmoins, la suffocation devenant imminente, je ne crus pas prudent de temporiser avec l'urgence, et je pratiquai, au devant du cartilage thyroïde, une incision large et profonde qui donna issue à une grande quantité de pus mal lié.

(1) Voyez ma leçon sur les *Laryngopathies syphilitiques graves compliquées de phlegmon péri-laryngien.* (*Annales des maladies des oreilles et du larynx,* 1876, et Victor Masson, lib.-édit.)

Ce phlegmon était évidemment consécutif à une périchondrite laryngée. Il était devenu formellement indiqué de l'ouvrir. Je m'en serais abstenu s'il avait siégé sur la cuisse, par exemple, et j'aurais eu raison. En effet, presque en même temps que ce phlegmon, mais au dessus de lui, du côté du plancher buccal, il survint une tumeur fluctuante de la grosseur d'une petite pomme. Comme elle ne causait aucune gêne et qu'elle n'entravait nullement les fonctions du larynx, je me gardai bien de l'ouvrir. Eh bien, elle s'est résorbée spontanément et sans laisser aucune trace.

Rappelez-vous un malade que je vous ai montré il y a quelques jours. Il avait un chancre induré très-simple; mais ce chancre, au moment de guérir, se compliqua d'une lymphangite spécifique située sur le prépuce et le fourreau. Dans le vaisseau lymphatique et à son pourtour, il se produisit une suffusion plastique, dure, indolente, grosse comme une noisette, adhérente à la peau et à la muqueuse préputiale. Cette masse ne tarda pas à se ramollir à son centre et à devenir fluctuante. Certes, la tentation était grande de l'ouvrir; mais à quoi bon? Elle s'est parfaitement résorbée toute seule.

J'espère qu'il en sera de même de cette petite gomme ramollie de l'aile du nez. Si elle s'ulcérait, le malade courrait risque de subir une déformation de l'organe par perte de substance, comme on l'observe souvent dans les tubercules syphilitiques de cette région. Mais elle ne me paraît pas avoir la malignité des lupus ou de certaines syphilides ulcéreuses. Quoi qu'il en soit, il n'y faut toucher que pour la recouvrir des topiques que je vous indiquais plus haut.

Je vous ajourne à un ou deux septénaires pour constater les résultats du traitement que je vais instituer; j'espère qu'ils seront déjà considérables. Si, contre mon attente, il ne survenait d'ici là aucune amélioration, il serait à craindre que le malade appartînt à la catégorie des réfractaires. J'en ai vu plusieurs cas; heureusement ils sont rares, et, règle générale, l'iodure de potassium à hautes doses produit une amélioration très-rapide qui devient presque sensible du jour au lendemain.

Cet homme est d'une constitution vigoureuse. Rien chez lui ne contre-indique l'usage d'une médication énergique, et il paraît très-apte à subir l'action curative des médicaments qu'on lui administrera.

X

Revenons maintenant sur quelques particularités intéressantes de son histoire. Je vous l'ai fait explorer avec le plus grand soin de la tête aux pieds, et vous n'avez pu, comme moi, découvrir aucune autre lésion syphilitique que celles de la gorge et du nez. Cette syphilose pharyngo-nasale est la seule manifestation de la maladie constitutionnelle. Le fait n'est pas très-rare. A mesure qu'elle vieillit, la syphilis perd ses propriétés diffusibles, et semble acquérir par là un degré de concentration plus énergique et plus destructeur pour endommager tel ou tel organe sur lequel il lui a plu de jeter son dévolu.

Ce qui est singulier, chez notre malade, c'est que, dès le début de son affection, le pharynx seul a été attaqué. Il ne paraît pas y avoir eu d'autre détermination. Aucune éruption ne s'est montrée sur la peau; peut-être y en a-t-il eu, mais elle était sans doute tellement superficielle et insignifiante qu'elle a passé inaperçue.

La deuxième poussée de la maladie, survenue sept ans après la première, s'est aussi localisée exclusivement dans le pharynx, et, quoiqu'elle fût sévère, puisqu'elle a emporté le voile et les piliers, elle n'a sévi sur aucune autre partie du corps.

Enfin la troisième poussée dont vous êtes les témoins s'en prend tout à la fois au pharynx et au nez; mais elle a respecté jusqu'ici toutes les autres régions.

Cette heureuse immunité, d'une part, et cette triste aptitude, de l'autre, à l'égard d'une maladie essentiellement générale et constitutionnelle, forment un contraste étrange et mystérieux. Pourquoi cette détermination exclusive, persistante, opiniâtre sur la région naso-pharyngée? Qu'est-ce qui la prédisposait si fatalement aux atteintes du mal? Quelle circonstance organique ou fonctionnelle, interne ou externe, héréditaire ou acquise, a fait d'elle un lieu de prédilection pour la syphilis?

Je vous avoue que je ne puis répondre à aucune de ces questions. En voici une que je me pose et dont je vous fais part, quoiqu'elle soit bizarre et peu sérieuse. Si ce malade n'avait eu ni nez ni pharynx, la syphilis aurait-elle porté ses ravages sur d'autres points? Lui fallait-il une proie, n'importe laquelle? Ou bien, n'en trouvant pas à sa guise, serait-elle restée inerte et latente comme elle l'a été pendant sept ans?...

XI

Malgré que les exemples en soient assez communs, c'est une chose toujours étonnante que ce calme trompeur qui sépare les poussées de la maladie par des intervalles d'une santé parfaite, surtout quand il persiste pendant des années, et qu'aucune cause morbide apparente ne vient le troubler et réveiller une diathèse qu'on pouvait supposer éteinte. Comment porter un pronostic favorable? Sur quoi fonder l'espoir d'une guérison sérieuse, durable et certaine, quand il s'agit de syphilis? Et lorsqu'on se tient sur ses gardes et qu'on prévoit l'éventualité d'accidents futurs, en peut-on désigner d'avance la forme et le siége? Peut-on les prévenir?...

Rien n'est plus difficile. Toutefois, la détermination est toujours plus à craindre sur les points où elle s'était faite auparavant, et son mode phénoménal se formule suivant la nature des lésions qui se développent plus particulièrement à telle ou telle période de la maladie constitutionnelle. Quant au moyen d'en conjurer le retour à de si longues échéances, je n'en vois aucun. Il faut traiter avec persévérance et longuement les premières poussées, prolonger l'emploi des spécifiques au delà de la guérison, les suspendre pendant quelque temps pour éviter l'accoutumance, y revenir plus tard au moindre semblant de manifestations; maintenir pendant deux, trois et même quatre ans l'organisme sous leur influence, et ne renoncer à leur usage que progressivement et par une diminution graduelle des doses.

Mais on ne peut pas hydrargyriser ou iodurer un syphilitique pendant toute son existence pour empêcher l'explosion d'accidents hypothétiques qu'aucun signe saisissable ne fait pressentir. Il y a une limite au delà de laquelle il serait téméraire et dangereux d'administrer les spécifiques. Je dis plus : il serait inutile de le faire; car si le mercure et l'iodure de potassium sont souvent souverains pour guérir les accidents d'une diathèse en activité et pour consolider la guérison, en assurant la durée des résultats curatifs obtenus, je crains bien qu'elles n'aient aucune prise sur la diathèse latente, et que leur action préventive se réduise à rien ou à peu de chose.

Supposons qu'il eût été possible de deviner que notre malade serait atteint, après sept ans d'une santé parfaite, de la grave pharyngopathie qui lui est survenue si inopinément en 1871. Croyez-vous qu'en administrant six mois auparavant du mercure et de l'iodure de potassium on aurait pu l'empêcher, la retarder ou l'atténuer? C'est douteux. Toujours est-il qu'il aurait fallu le tenter; mais où était l'indication? Sur quoi nous serions-nous guidés pour donner des spécifiques au commencement de 1871 plutôt qu'en 1870 ou en 1869, ou dans telle ou telle autre des années qui ont séparé la première attaque de la seconde?

Ce qu'on peut dire, c'est que, si bien institué que fût le traitement dès le début, il n'a peut-être pas été continué assez longtemps. Ce n'est pas en quatre mois qu'on vient à bout d'une maladie aussi chronique et aussi enracinée dans l'organisme que la syphilis. Sans doute, dans les deux ou trois premières années de la maladie, un observateur attentif aurait découvert quelques indices d'une guérison imparfaite et précaire, et serait revenu à l'usage des spécifiques. Il y a des malades qui, sans être atteints d'accidents actuels, semblent avoir conscience qu'il en reviendra d'autres et qu'ils n'en ont pas fini avec la vérole. Il faut se défier de l'exagération dans ce sens, surtout s'il y a quelque tendance à l'hypochondrie; mais il ne faut cependant pas absolument dédaigner une pareille indication, quand il n'en existe pas d'autres, et que l'opportunité des poussées nouvelles ne rentre pas dans l'ordre des éventualités tout à fait exceptionnelles.

XII

Je vous ai dit, au commencement de cette leçon, que le malade avait contracté la syphilis au Mexique. Il n'y a pas de pays, dans toute l'Amérique et peut-être dans l'univers entier, où elle soit actuellement aussi grave. Elle sévit surtout avec une grande violence sur les Européens non acclimatés, et parfois jusqu'à compromettre leur existence. Les médecins militaires ont remarqué que ses principales déterminations avaient lieu sur la peau et sur la gorge; que les syphilides malignes précoces étaient communes, ainsi que les vastes et profondes ulcérations de la muqueuse pharyngo-laryngienne.

Le virus semble donc avoir dans ces régions une activité, une force qu'il ne possède plus ailleurs au même degré.

Eh bien, ne serait-il pas intéressant de connaître la part qui revient à ce virus dans le cas de notre malade? Si, au lieu d'aller chercher au loin une vérole exotique, il en avait contracté une vers la même époque, tout simplement en France, dans son pays, à Paris, où elle est assez bénigne depuis quelque temps, son pharynx et son nez seraient-ils aujourd'hui endommagés de la même façon?

Vous le voyez, c'est toujours la question des qualités du virus mise en regard des qualités propres au terrain qui le reçoit et lui fait porter ses fruits.

Quand les circonstances s'y prêtent, on peut faire à ce sujet des confrontations pleines d'intérêt. Vous soigneriez, par exemple, un syphilitique très-sérieusement atteint; vous connaîtriez la femme qui l'a infecté; vous suivriez sa maladie et vous trouveriez qu'elle n'a donné lieu chez elle qu'à des manifestations très-légères: qu'en concluriez-vous? Que c'est l'organisme de cet homme qui a joué le rôle prépondérant dans la forme et la gravité de son affection, puisque le même virus, dans des conditions identiques, produit, chez deux individus différents, des effets si différents eux-mêmes comme intensité.

Vous rencontrerez assez fréquemment de pareils faits. Vous verrez aussi deux ou plusieurs malades infectés par la même femme, présenter des véroles très-dissemblables à tous égards, soit comme topographie, soit comme durée, soit comme nombre et gravité des poussées syphilitiques, etc.

De pareils faits ne prouvent-ils pas de la façon la plus sérieuse que c'est le sujet lui-même qui fait sa vérole, qui lui imprime tel ou tel caractère, tel ou tel mode d'évolution, l'individualise en quelque sorte et lui communique une personnalité qu'elle n'aurait pas eue, si elle avait germé sur un autre terrain?

Mais, si fondée qu'elle soit, il ne faudrait pas exagérer cette interprétation en subordonnant par trop le virus à l'individu. La force ou la faiblesse, la malignité ou la bénignité des virus sont incontestables. Ils changent suivant les temps et suivant les pays. Tout en conservant une autonomie indestructible, leur vie présente de grandes alternatives soumises au caprice des circonstances ou à l'action persistante de certains milieux. Ils vieillissent et rajeunissent quelquefois dans le même foyer. Ici ils se régénèrent après avoir déchu; là, c'est le contraire, ils sont en pleine décadence, etc.

Les phases par lesquelles passent les virus à travers les siècles et dans les diverses régions du globe, formeraient un chapitre intéressant et des plus instructifs dans l'histoire de la médecine. Mais nous n'avons encore que des notions éparses et fort incomplètes.

Toujours est-il que, dans notre vieille Europe, le virus syphilitique a tellement perdu de son énergie primitive, que les véroles d'aujourd'hui ne sont plus, en général, que des véroloïdes incomplètes, mesquines, si on les compare aux fameuses véroles du XVIe siècle. Est-ce le résultat d'une sorte d'épuisement par saturation? Les générations passées ont-elles transmis à celles qui leur ont succédé un virus de plus en plus affaibli par son passage à travers tant d'organismes? Ou bien ces organismes syphilisés en ont-ils procréé d'autres moins aptes à concevoir l'action spécifique, et doués d'une immunité relative qui les met à l'abri des conséquences les plus extrêmes de la maladie constitutionnelle? Ce sont là de grosses questions auxquelles il est bien difficile de répondre. Le virus syphilitique et l'individu qui le reçoit sont deux facteurs énigmatiques qui ne laissent pas aisément deviner le produit plus ou moins probable de leur combinaison. Aussi suis-je fort embarrassé pour faire chez notre malade la part exacte du virus et de ce qui se rapporte à son idiosyncrasie.

Pour en finir maintenant avec son histoire, je n'ai que quelques mots à ajouter. Cet homme s'est marié en 1867, c'est-à-dire trois ans après le début de sa maladie. Il a eu cinq enfants : le premier était mort-né; le second a été emporté à 11 mois par une fièvre cérébrale; les trois autres ont toujours joui d'une excellente santé et n'ont jamais eu aucune atteinte de syphilis héréditaire. Peut-être n'en a-t-il pas été de même du premier, mais nous n'avons aucun renseignement précis sur les causes de sa mort.

Dans quelques jours, je vous montrerai ce malade; vous pourrez l'examiner de nouveau et juger des effets du traitement que je vais lui faire suivre (1).

(1) Le malade est sorti de mon service le 5 juillet 1875, très-amélioré et complétement guéri de la gomme de l'aile du nez, qui ne s'est pas ouverte. L'ulcération pharyngienne n'était cicatrisée qu'en partie.

DEUXIÈME LEÇON

Messieurs,

Je profite du hasard qui a conduit dans mes salles le malade dont je vous ai parlé il y a quelques jours, pour continuer l'histoire clinique des principales déterminations de la syphilis sur le pharynx et sur le nez.

J'en ai observé plusieurs cas, depuis les plus légers jusqu'aux plus graves. J'espère qu'avec ce que je vais vous en dire vous pourrez vous faire une idée de ce qu'est, dans ses formes, dans ses lésions, dans son processus, et dans l'ensemble des moyens curatifs à lui opposer, cette importante manifestation de la maladie constitutionnelle.

Le pharynx, le nez et la bouche sont les trois cavités où la syphilis élit le plus volontiers domicile à toutes les périodes de son processus. Après la peau, c'est le département de l'économie qu'elle affectionne le plus et qu'elle choisit pour être le théâtre ordinaire de ses manifestations superficielles ou profondes, résolutives ou ulcéreuses.

Comme ces cavités sont très-voisines l'une de l'autre, il existe entre elles une triple solidarité morbide basée sur leur topographie, sur leurs fonctions et sur la triste préférence dont elles sont l'objet et la victime. Quelquefois l'une d'elles seulement est atteinte; d'autres fois toutes le sont, ou bien deux, soit simultanément, soit à des intervalles plus ou moins éloignés.

I

Pendant les premières poussées, les muqueuses du pharynx et de la bouche échappent aussi rarement que la peau aux attaques de la maladie. C'est là qu'elle donne les signes les plus précoces de son existence diathésique. Les pharyngopathies produites par une éruption de plaques muqueuses sur les piliers, sur les amygdales, sur le voile du palais, attestent, quelquefois plutôt que les syphilides érythémateuses, la diffusion du produit morbide dans tout l'organisme.

Il est fort rare qu'elles fassent défaut et même qu'elles n'occupent pas une place importante dans l'ensemble des manifestations qui appartiennent à la phase toxique de la maladie. J'en dirai autant des plaques muqueuses de la bouche, et en particulier de celles des lèvres et de la langue. On voit aussi, mais moins souvent, des érosions syphilitiques dessiner à cette époque ou un peu plus tard, sur la voûte palatine et sur la face antérieure du voile du palais, leurs cercles, leurs demi-cercles et toutes les variétés de lignes courbes qui leur ont fait donner l'épithète de circinées.

La peau du nez et la muqueuse olfactive ne suivent que de très-loin la muqueuse bucco-pharyngée à cette phase du processus; elles ne viennent qu'en quatrième ou cinquième ligne dans l'ordre de fréquence des premières manifestations syphilitiques. Les lésions qu'on y observe sont aussi des plaques muqueuses, en général sèches et superficielles, quelquefois érosives et ulcéreuses, qui occupent le bord des narines ou de la cloison; elles s'étendent de là sur la muqueuse des ailes du nez, où il est facile de les apercevoir et où elles se décèlent, du reste, par des douleurs parfois excessivement vives. Il est rare qu'elles remontent plus haut; les ailes du nez et la cloison sont leur siége le plus habituel.

II

Ce n'est pas sur les lésions de cette nature que je veux appeler aujourd'hui votre attention. Nous allons nous occuper des lésions plus tardives, plus profondes, plus graves qui appartiennent à la phase constitutionnelle de la maladie par leur date, par leur nature, par leur genèse, par leur processus et par le mode de traitement qui leur convient.

A cette époque, les cavités nasales et le pharynx sont peut-être plus fréquemment atteints que la bouche. Aussi ai-je désigné l'ensemble de ces manifestations, qui forme un tout bien défini parmi les innombrables accidents de la syphilis, sous le nom de *syphilose pharyngo-nasale.* A cette variété topographique de la syphilis se joignent assez souvent d'autres lésions siégeant sur la bouche et sur le larynx.

Le malade que nous avons étudié est un type presque parfait de syphilose pharyngo-nasale. Je dirais même qu'il est trop complet, au point de vue de l'intérêt pathologique; car s'il lui restait encore quelques débris de son voile du palais, peut-être verrions-nous se produire entre eux et les parois ulcérées du pharynx ces *adhérences* qui rétrécissent et obturent même quelquefois presque entièrement la communication entre les arrière-narines et la cavité du pharynx. C'est un des côtés les plus curieux de la syphilose pharyngo-nasale; je ne vous en ai pas encore parlé;

mais je vous rapporterai plus loin l'histoire d'un malade qui me fournira l'occasion de traiter ce sujet avec tous les développements qu'il mérite.

III

En attendant, nous allons passer en revue quelques faits cliniques dont j'ai été témoin.

Obs. II. — Un malade, âgé de 28 ans, qui me fut envoyé, vers le mois de septembre 1872, par mon ami et savant confrère, M. le docteur Choyau, avait contracté un chancre syphilitique en novembre 1864, c'est-à-dire huit ans auparavant. Trois mois après le chancre, il eut des taches sur la peau, des plaques muqueuses dans la bouche et dans le pharynx; il suivit pendant deux mois un traitement spécifique qui fut repris en 1865, sous forme de bi-odure iodure et suivi sans interruption pendant cinq ou six mois.

En 1867 et 1868, il n'eut pas d'accidents et ne prit aucun spécifique. Les premières manifestations de la syphilis avaient donc duré environ trois ans. Il se maria en 1869 (cinquième année de sa syphilis); et, la première année de son mariage, il eut un garçon qui s'est toujours très-bien porté et n'a présenté aucun symptôme de syphilis.

Dans le mois de janvier 1870 (sixième année de sa syphilis), il fut pris de douleurs rhumatismales dans les pieds et dans les mains, de douleurs dans la région du sternum, et puis de céphalées atroces. Peu de temps après, il lui survint des bosses volumineuses sur le cuir chevelu, au niveau des pariétaux. Elles étaient sensibles à la pression, durèrent six ou sept mois et disparurent sans suppuration. On lui faisait prendre, depuis l'invasion de ces accidents, de grandes quantités d'iodure de potassium.

Ce traitement, suivi avec persistance pendant longtemps, n'empêcha pas qu'en 1871 (septième année de sa syphilis), le nez ne devînt le siége d'un gonflement très-douloureux, dont l'origine syphilitique ne pouvait être mise en doute. Un peu plus tard, la voûte palatine se tuméfia derrière l'arcade alvéolaire, et une des incisives supérieures tomba spontanément, sans être gâtée. On ne cessait pourtant pas d'administrer l'iodure de potassium.

Quand je vis ce malade, en septembre 1872 (huitième année de sa syphilis), son nez était considérablement tuméfié à la racine, comme s'il y eût eu un écartement en dehors de ses os propres. Il n'existait pas, à ce niveau, d'altération de la peau ni d'empâtement du tissu cellulaire sous-cutané. Épiphora du côté droit. Par les narines, surtout à droite, s'écoulaient des matières purulentes, fétides, dont la sécrétion s'était établie six mois auparavant. Sur la voûte palatine, on sentait une tuméfaction indolente et dure, et, au-dessus de l'incisive tombée, il existait une petite fistute gingivale.

La santé générale était excellente; on ne découvrait sur aucun point du corps d'autres manifestations syphilitiques. Je conseillai de continuer le traitement tel qu'il avait été institué et dirigé par M. le docteur Choyau.

IV

Ici la détermination s'est faite sur le nez et sur le maxillaire supérieur; le pharynx a été respecté. Elle a eu lieu sept ans après l'apparition du chancre et a été précédée pendant un an par des douleurs dans les membres, derrière le sternum, et par des tumeurs du crâne; en sorte que la phase constitutionnelle, ou si vous aimez mieux la période des accidents tertiaires, a commencé six ans après le début de la syphilis. La phase toxique ou des accidents secondaires avait duré trois ans à peu près, et il n'y a eu que deux ans et demi ou trois ans de calme, pendant lesquels la diathèse est restée latente et inerte.

Bien que le malade ait pris, durant plus de trois ans, des doses considérables d'iodure de potasium, la rhinopathie et l'exostose de la voûte palatine n'ont pu être ni prévenues ni guéries. Il était donc, jusqu'à un certain point, réfractaire à l'action de ce remède; et les spécifiques administrés depuis l'invasion des premiers accidents ne paraissent avoir eu qu'une prise médiocre sur le fond de la maladie, sur la diathèse elle-même, puisqu'elle a conservé son activité et que le mercure et l'iodure ont été incapables de l'éteindre. Peut-être l'ont-ils amortie; il serait consolant de le penser. Mais on serait en droit d'attendre un peu mieux de deux médicaments auxquels on prodigue si volontiers et d'une façon un peu trop banale la qualification d'héroïques. Je ne sais pas s'ils auront fini par triompher de cette mauvaise vérole, dont je n'ai point eu de nouvelles depuis 1872.

En quoi consistait la rhinopathie de cet homme? Eh bien, il y avait, tout à la fois, dans la profondeur des fosses nasales, en haut et surtout en avant, une lésion de la muqueuse olfactive et des os. C'étaient les os propres du nez qui étaient attaqués tous les deux. L'hyperostose ne paraissait avoir aucune tendance à la carie ou à la nécrose, au moins jusqu'au moment où j'ai examiné ce malade, car la charpente du nez n'était pas ébranlée, et il n'y avait eu rejet d'aucun fragment osseux. L'hyperostose, plus prononcée à droite qu'à gauche, avait obturé en totalité ou en partie le canal lacrymal et il en était résulté un épiphora.

Une lésion de même nature que celle-là, c'était la tumeur de la voûte palatine en arrière des incisives. L'une de ces dents, attaquée sans doute dans son alvéole, était tombée, laissant une petite fistule gingivale. Il n'y avait pas encore de carie ni de nécrose bien franchement accusées. J'espère que la tumeur osseuse palatine appartiendra, comme les périostoses des os du nez, à la classe des tumeurs osseuses résolutives. Ce qui me confirmerait dans cette manière de voir, c'est que les tumeurs crâniennes se sont fondues sans laisser de traces.

Aussi, tout en considérant de telles lésions comme très-sérieuses, doit-on porter sur elles un pronostic beaucoup moins grave que sur celles qui, douées d'une malignité particulière, sont d'emblée destructives pour tous les tissus.

V

Voici un cas qui se rapproche du précédent par la lésion des alvéoles du maxillaire supérieur, et qui, par conséquent, trouve ici sa place.

Obs. III. — Le malade, âgé de 30 ans, blond, lymphatique, habituellement bien portant, avait contracté, à l'âge de 21 ans, un chancre infectant, suivi d'accidents consécutifs peu graves, qu'on avait traités avec 50 pilules de proto-iodure et un litre de liqueur de Van Swieten et de solution d'iodure de potassium.

Sept ans après, il se maria, et eut, au bout de dix mois et demi, une petite fille qui n'a jamais été malade.

Vers la seconde quinzaine de décembre 1870 (neuvième année de la syphilis), après avoir beaucoup souffert dans les bataillons de marche, M. X... eut des maux de gorge, de la laryngite et du coryza, et, peu de temps après, la cloison du nez et la lèvre supérieure se tuméfièrent et durcirent. A la fin de janvier 1871, l'induration s'ulcéra et se fondit peu à peu; puis les incisives supérieures devinrent le siége d'une sensibilité très-vive. Il ne sortit point de fragments osseux; mais il se fit, vers le 8 mars, une perforation de la lèvre supérieure en avant des incisives.

Quand je commençai à traiter ce malade, le 15 mars 1871 (neuvième année de la syphilis, troisième mois des accidents), l'ulcération de la lèvre supérieure, au-dessous de la cloison, était très-large, à bords boursouflés et taillés à pic. Elle s'ouvrait au dehors et faisait communiquer la bouche avec le nez, en avant de l'arcade dentaire supérieure. Sur la même lèvre, une ulcération profonde, serpigineuse, avait contourné, rongé et en partie détaché l'aile droite de la narine.

L'arcade dentaire supérieure était profondément excavée, elle aussi, par la principale ulcération labiale, surtout au niveau de l'incisive supérieure gauche. Sensibilité excessive de cette incisive, qu'on ne pouvait toucher sans arracher des cris. Odeur fétide. Pas d'autres manifestations syphilitiques, santé générale très-bonne. Je prescrivis de prendre chaque jour 3 gram. d'iodure de potassium, 6 centig. de proto-iodure, et de faire des pansements avec de la teinture d'iode.

L'amélioration fut très-rapide. Un mois et demi après le début du traitement, les ulcérations étaient à moitié cicatrisées. J'enlevai un large fragment nécrosé du maxillaire supérieur (alvéole de l'incisive gauche). A partir de ce moment, la guérison marcha avec une rapidité très-grande. Les dents perdirent leur sensibilité excessive et ne furent pas ébranlées. La perforation naso-bucco-labiale fut oblitérée par cicatrisation, et le malade guérit sans difformité bien considérable des parties atteintes.

Vous le voyez, l'action morbide s'était concentrée ici tout à fait à la partie antérieure du maxillaire supérieur, sur les gencives, la lèvre et la cloison. Il en était résulté une nécrose, une perte de substance et une perforation de la lèvre supérieure, faisant communiquer le sillon gingivo-labial avec l'extérieur et avec les narines.

On peut dire que les parties extérieures seules des cavités nasale et buccale ont été atteintes. Aussi ne s'est-il produit aucun trouble fonctionnel du côté de la voix et de la déglutition.

Quant à la guérison, elle a été infiniment plus prompte que je ne l'espérais, et il n'est pas douteux que le traitement a produit chez ce malade tous les effets qu'on peut attendre de son action curative, c'est-à-dire qu'il a arrêté presque immédiatement le processus qui était en pleine activité, et qu'il a substitué un travail réparateur au travail phagédénique. Comment expliquer qu'il ait si fatalement échoué dans le cas précédent et si bien réussi dans ce dernier?...

Le maxillaire a été atteint, mais pas de prime abord. Je crois que la nécrose de l'alvéole a été consécutive à sa dénudation par l'ulcère, qui l'a ainsi privée de ses moyens nutritifs.

La présence des fragments nécrosés au sein des tissus en voie de réparation est un obstacle à une prompte guérison. Aussi faut-il les enlever le plus tôt possible.

VI

La syphilose naso-pharyngée n'est pas toujours isolée, solitaire, comme dans notre première observation. Il y a des cas où elle fait partie d'un groupe de manifestations disséminées sur presque toutes les parties du corps, et constituées par des tumeurs ou des suffusions gommeuses hyperplasiques à tendance plus ou moins nécrobiotique, suivant leur malignité.

En voici un exemple :

Obs. IV. — Dans le mois de février 1872, Émile N..., âgé de 23 ans, garçon de recette, fut reçu dans mon service, à l'hôpital du Midi, au lit 6 de la salle 7. Cet homme avait eu, sept ans auparavant, un chancre sur les suites duquel il ne donne que des renseignements très-incomplets, et pour lequel il fut traité pendant deux mois. En novembre 1870, il souffrit beaucoup de maux de gorge.

Vers la fin de l'année 1871, et les premiers jours de 1872, il s'aperçut que les liquides introduits dans la bouche sortaient par le nez. Quand il entra dans mon service, je constatai deux perforations naso-buccales : l'une sur la voûte osseuse, l'autre sur le voile du palais. Il se faisait par le nez un écoulement de matières fétides, et il y avait un peu de surdité.

L'état général avait été fortement compromis depuis quelque temps; les membres inférieurs étaient couverts de taches de purpura.

Le processus de cette syphilose fut très-actif, car le pilier droit du voile ne tarda pas à être emporté par la fonte, pour ainsi dire foudroyante, de l'hyperplasie dont il était devenu le siége. La base de la luette fût aussi atteinte à droite, et détruite; aussi cet appendice, n'étant plus maintenu que d'un côté, pendait comme un corps inerte.

De plus, le 18 février (quarantième jour environ, à partir du début de la syphilose nasale), il se fit une deuxième perforation à la voûte palatine osseuse, sur le même plan que la première, dont elle n'était séparée que par la ligne médiane; celle du voile du palais persistait toujours. Le purpura avait beaucoup diminué.

Mais ce n'étaient pas là les seules lésions dont le malade fût atteint. Huit jours après son entrée, je découvris deux gommes sous-cutanées : l'une située sur le mollet gauche, l'autre sur la cuisse, du même côté. De nouvelles tumeurs gommeuses firent leur apparition pendant le séjour du malade à l'hôpital, quoiqu'il prît par jour 4 grammes au moins d'iodure de potassium et deux ou trois cuillerées de sirop de bi-iodure ioduré. La première poussa vers le 5 mars, sur la fesse droite, et la seconde, vers le 20 du même mois, sur la région antérieure et externe de la jambe, à gauche. Toutes ces gommes étaient sous-cutanées, indolentes, et adhéraient à la peau, qui n'avait pas changé de couleur à leur niveau.

L'état général s'améliorait peu à peu. Le purpura des membres inférieurs disparut au bout de quinze jours; il survint un peu d'œdème autour des malléoles, mais il ne tarda pas à se dissiper.

Le malade, se sentant mieux, voulut sortir le 25 mars (quarante ou cinquantième jour de la syphilose pharyngo-nasale). A ce moment, les deux perforations de la voûte persistaient; elles avaient toutefois un peu diminué d'étendue. Quant à la perforation du voile, elle était à peu près cicatrisée, car ses bords, au lieu d'être épais, rouges, rugueux, déchiquetés, comme au début, étaient devenus minces, roses, lisses et unis. La fistule n'en existait pas moins. La luette, à cause de la perte de substance de sa base, restait toujours pendante. Les aliments liquides passaient par le nez, et la voix était extrêmement nasonnée. Le coryza avait disparu, et le malade n'était plus incommodé par l'odeur infecte et les sécrétions purulentes et sanieuses des fosses nasales.

La gomme de la cuisse avait disparu. Les autres étaient dans le même état.

Il existait des douleurs rhumatoïdes vagues; mais pas de céphalée ni de troubles nerveux.

Ce malade rentra dans mon service le 16 avril (soixante-dixième jour de la syphilose). Il avait pris, tous les jours, 4 grammes d'iodure. Il se sentait beaucoup moins faible, et, quoiqu'il n'eût pas d'embonpoint, son teint était bon et frais. Toutes les gommes avaient disparu. Il n'y avait plus trace d'œdème ni de purpura; les douleurs rhumatoïdes ne se faisaient plus sentir; mais les lésions irréparables restaient toujours, avec les troubles fonctionnels qu'elles entraînent à leur suite. Les deux perforations de la voûte et celle du voile avaient leurs bords cicatrisés; elles laissaient passer les aliments demi-solides et les boissons, et donnaient toujours à la voix un timbre nasonné. Les os du nez restaient intacts; l'ozène et le coryza n'étaient pas revenus. — Les pertes de substance du voile et du pilier antérieur droit étaient cicatrisées.

En un mot, cette attaque de syphilose survenue inopinément, et si rapide dans ses premiers coups, s'était amendée assez vite sous l'influence du traitement. C'est une circonstance qu'il importe de faire remarquer, car elle n'est pas aussi commune qu'on pourrait le penser.

VII

Chez ce malade, l'hydrargyre en petite quantité, mais surtout l'iodure de potassium donné à doses assez élevées, et continué avec persévérance pendant trois ou quatre mois, contribuèrent sans aucun doute, avec le régime tonique et l'hygiène, à relever les forces, rétablir la constitution et favoriser la réaction salutaire qui lui restait encore.

Ces deux spécifiques avaient été administrés beaucoup trop tard et à une époque où les lésions de la voûte palatine et de la gorge, préparées sans doute de longue date, mais insidieusement, s'étaient démasquées tout à coup et avaient produit, presque d'emblée et dans un très-court espace de temps, tout leur effet destructeur.

Le mal fait, il ne fallait plus compter sur sa guérison complète, parce qu'il consistait surtout en pertes de substance contre lesquelles des médicaments même cent fois plus énergiques que ceux-là ne pourraient rien, lorsqu'elles ont une certaine étendue.

Ce qu'on était en droit de demander à l'iodure de potassium, c'était d'arrêter le processus et de réparer rapidement et dans la mesure du possible, tout ce qui pouvait l'être. L'a-t-il fait? Oui, mais pas d'une façon aussi complète qu'on aurait pu l'espérer. Aussi, malgré son administration, deux ou trois tumeurs gommeuses sous-cutanées sont survenues. Il est vrai qu'elles ont été bénignes et ont disparu assez vite, sans se ramollir ni laisser aucune trace de leur existence. En aurait-il été autrement si la maladie eût été abandonnée à sa marche naturelle ?.... Comment le savoir?

Toujours est-il que le malade a guéri. Je l'ai gardé dans mon service jusqu'au 1er juillet, le maintenant encore sous l'influence de l'iodure et de l'hydrargyre, associés aux ferrugineux et à un régime fortifiant. Il ne lui est revenu aucun accident pendant son séjour dans mes salles. Je ne l'ai pas revu depuis ; j'espère qu'il en a été quitte pour cette grave attaque de syphilose nasale.

Remarquez que le nez n'a pas bougé. Les parties essentielles de sa charpente n'ont pas été touchées. Son plancher, seul, a été perforé. Heureusement qu'il l'a été sur les côtés. Si les lésions avaient porté sur la partie médiane de la voûte palatine, le vomer et la lame de l'ethmoïde auraient pu en souffrir, et leur envahissement par la carie et la nécrose est toujours compromettante pour la solidité du nez. Aussi les lésions des parties latérales de la voûte sont-elles d'un pronostic moins fâcheux que celles de la ligne médiane, à ce point de vue du moins, car elles entraînent les mêmes troubles fonctionnels, c'est-à-dire le nasonnement et le passage des boissons et quelquefois des aliments dans les cavités nasales.

VIII

Les syphiloses pharyngo-nasales, dont je vous ai fait jusqu'ici l'histoire, sont survenues à une époque éloignée de l'accident primitif, puisqu'elles en étaient séparées, dans les trois cas, par un intervalle de sept à neuf années environ. Mais il n'en est pas toujours ainsi, et il arrive quelquefois que ce genre d'accidents syphilitiques est beaucoup plus précoce et presque contemporain des premières poussées de la maladie constitutionnelle. C'est ce qui a eu lieu dans le cas suivant.

Obs. V. — M. R..., 21 ans, entre le 14 juillet 1874, salle 7, lit 14. Ce jeune homme se portait bien, quoiqu'il eût eu, dans son enfance, de la gourme et autres manifestations de scrofulose légère. Vers les premiers jours de juin 1873, il s'aperçut de l'existence de trois chancres siégeant sur le frein et dans la rainure, survenus après une incubation incertaine, puisqu'il les avait contractés avec une seule femme qu'il voyait habituellement, et à l'exclusion de toute autre, depuis plusieurs mois. C'était sa première maladie vénérienne.

Ces chancres se compliquèrent de phimosis et de balano-posthite. Le malade entra dans mon service, où il resta deux mois et demi. Il eut des éruptions cutanées syphilitiques superficielles, des plaques muqueuses, et la plupart des premiers symptômes de la syphilis. Je lui fis prendre du proto-iodure, puis du sirop de bi-iodure ioduré et des ferrugineux. Il sortit guéri des chancres et des plaques muqueuses, mais non des syphilides, dont il lui restait encore quelques traces.

Qu'éprouva-t-il lorsqu'il eut quitté mon service? Je l'ignore. Toujours est-il qu'il se trouva assez malade pour entrer de nouveau à l'hôpital. Il se présenta à Saint-Louis, où il fut reçu dans les salles de M. le docteur Hardy, quelques jours après être sorti des miennes.

Il eut alors, paraît-il, des tumeurs gommeuses sur les jambes, les cuisses, les bras, et sur les parties latérales du front. Ces gommes se ramollirent, suppurèrent, et se convertirent en ulcères qui laissèrent, après leur guérison, des cicatrices profondes.

Il survint aussi, de chaque côté de la racine du nez, une tuméfaction circonscrite assez volumineuse, et le malade moucha des fragments d'os nécrosés que M. Hardy attribuait à l'ethmoïde. Enfin, vers les derniers jours de décembre 1873 (septième ou huitième mois de la syphilis), il eut une perforation de la voûte palatine.

Ce pauvre garçon n'était pas au terme de ses maux, car, un mois après, en janvier 1874, ses testicules furent pris d'un gonflement douloureux, quoiqu'il n'eût aucun écoulement blennorrhagique, et il n'en fut débarrassé qu'au bout d'un mois, à force de cataplasmes et d'onctions mercurielles.

La gomme du front, à droite, se ramollit et s'ulcéra profondément. Puis les genoux, les articulations tibio-tarsiennes, les coudes, les articulations des doigts devinrent tuméfiés, douloureux, rhumatisants. A ce moment, il souffrait un peu partout, dans la tête et dans les tibias, surtout pendant la nuit. Il avait un écoulement des deux oreilles.

Au commencement du mois d'avril 1874, il sortit de l'hôpital Saint-Louis, se croyant à peu près guéri. Mais à peine était-il revenu chez lui qu'il perdit la luette.

Il entra dans le service de M. Simonet, à l'hôpital du Midi. Il se produisit sur la face dorsale d'un de ses pieds une profonde ulcération, puis une seconde perforation dans la voûte palatine, qui ne tarda pas à se réunir à la première.

Les douleurs ostéocopes revinrent, paraît-il, ainsi que des plaques muqueuses; je ne garantis pas le fait.

Quand ce malade me redemanda un lit, le 14 juillet 1874 (treizième mois de sa syphilis), il souffrait encore beaucoup de ses douleurs ostéocopes; mais il était à peu près guéri des autres accidents syphilitiques. Il conservait une large perforation de la voûte palatine. Je ne le gardai pas longtemps dans mes salles; son humeur vagabonde lui faisait sans cesse changer de résidence hospitalière. Depuis cette époque, je ne l'ai pas revu.

Je ne pense pas qu'il existe beaucoup d'exemples d'une syphilose nasale aussi précoce. Je douterais presque de son authenticité, si je n'avais été témoin de l'accident primitif en 1873, et si, un an après, je n'avais constaté ses conséquences déplorables, qui laisseront chez ce malade des traces ineffaçables. Dans l'intervalle, je n'ai pas pu le suivre; mais il n'est pas douteux qu'il y a eu de nombreuses gommes qui se sont ulcérées et ont laissé des cicatrices caractéristiques, et qu'il a perdu, par le fait de cette syphilis galopante, la luette et une partie de la voûte palatine. Comme il n'a quitté les hôpitaux, pendant ces douze mois, que quinze ou vingt jours, on peut affirmer que ce ne sont pas les médicaments spécifiques qui lui ont fait défaut. Il en a pris sous toutes les formes et à toutes les doses, sans interruption, ce qui ne l'a pas empêché de subir la fatalité de son idiosyncrasie qui le rendait réfractaire à leur action curative.

Que fût-il arrivé si on ne l'avait pas traité? Pas beaucoup pire, je suppose. C'était donc une victime vouée d'avance à ce sort inéluctable.

Peut-être la femme qui l'a infecté n'a-t-elle eu qu'une syphilis très-bénigne. Je ne puis, à cet égard, donner aucun renseignement. Mais, s'il en était ainsi, n'en faudrait-il pas conclure qu'il a été, comme beaucoup d'autres, par suite d'une détestable prédisposition, le principal artisan de son infortune syphilitique?

IX

Voici, maintenant, un cas rare aussi, mais beaucoup moins grave, d'angine spécifique à forme inflammatoire, suivi de la perte totale de la luette :

Obs. VI. — T... (Joseph), âgé de 26 ans, garçon de café, entra le 14 juillet 1869, dans mon service, salle 8, nº 11. Il avait eu, paraît-il, à l'âge de 20 ans, des chancres mous, avec bubons suppurés. Je ne me porte pas garant de ce diagnostic. Il fut soigné au Midi, où on ne lui prescrivit aucun traitement spécifique. Il n'eut point d'accident syphilitique immédiat, et sa santé fut toujours satisfaisante jusqu'au mois de juillet 1868. A cette époque, après un refroidissement, il fut pris tout à coup d'un violent mal de gorge, avec fièvre, qui le força de garder le lit pendant quinze jours. Les premiers phénomènes aigus s'étant calmés, l'angine n'en persista pas moins pendant deux ou trois mois.

En octobre de la même année, ce malade entra à l'Hôtel-Dieu; on lui cautérisa les ulcérations qu'il avait dans la gorge et on lui donna de l'iodure de potassium. Outre son mal de gorge, il était affligé de violentes douleurs constrictives dans les tempes, principalement nocturnes. Pendant cinq semaines, il prit de l'iodure; on lui fit sur l'isthme des badigeonnages à la teinture d'iode. Il sortit à peu près guéri dans les premiers jours de janvier 1869.

En mars de la même année, l'angine se reproduisit avec plus d'intensité qu'auparavant, accompagnée de phénomènes inflammatoires et d'une grande dysphagie.

Il entra à l'hôpital Saint-Louis. A cette époque, la luette commençait à être rongée vers sa base. On lui fit prendre deux pilules par jour, outre le traitement local, qui consista en cautérisations au nitrate d'argent. Il n'avait alors que quelques boutons d'acné.

Quand je le reçus dans mon service, le 14 juillet 1869, je lui trouvai dans la gorge des plaques opalines et des plaques muqueuses ulcérées. La luette n'existait plus; elle avait été coupée à sa base par une ulcération déjà presque cicatrisée. Je fis quelques cautérisations, et je prescrivis pour chaque jour une cuillerée de sirop de bi-iodure d'hydrargyre ioduré et 1 gramme d'iodure de potassium.

Lors de sa sortie, le 3 août 1869, toutes les ulcérations de la gorge étaient cicatrisées, et il ne lui restait aucun trouble fonctionnel de la voix et de la déglutition. Je découvris des cicatrices gaufrées et blanchâtres sur le prépuce, et d'autres cicatrices linéaires dans les aines, mais aucune trace de syphilides sur la peau.

Malgré les lacunes qui laissent planer beaucoup d'incertitude sur le cas de cet homme, il est constant pour moi que son angine était de nature syphilitique. Tous les médecins qui l'ont soigné en ont jugé ainsi, puisqu'ils lui ont administré du mercure et de l'iodure de potassium. Mais à quelle époque de la diathèse cette angine est-elle survenue ? C'est là que commencent mes doutes. Les chancres qu'il avait eus six ans auparavant semblaient bien être des chancres mous, puisqu'ils se sont compliqués de bubons suppurés. Aucun autre accident primitif n'a été contracté depuis cette époque.

Ce qui nous embarrasse encore, c'est la présence de plaques opalines et de plaques muqueuses dans la gorge six ans après l'apparition de ces chancres. En admettant qu'ils fussent infectants, les plaques muqueuses ne seraient guère de saison à une époque aussi tardive. Mais il ne faut pas croire que l'évolution de la syphilis soit aussi régulière, aussi soumise à des lois immuables qu'on veut bien le dire. Elle présente dans son processus des anomalies qui battent en brèche les lois qu'on essaye de lui imposer. On ne doit pas s'étonner de rencontrer de pareils faits; et, tout en les considérant comme exceptionnels, force sera bien de les admettre, sous peine de fermer volontairement les yeux à l'évidence.

X

Nous n'avons encore étudié que la syphilose nasale *interne*, celle qui attaque les fosses nasales, ulcère la muqueuse qui les tapisse et nécrose les pièces de l'appareil osseux compliqué qui les constitue. Il n'est pas rare de voir aussi la peau du nez proprement dit et ses parties molles devenir le siége de lésions graves ulcéreuses, à processus plus ou moins rapide, qui les rongent, les détruisent ou les déforment.

Obs. VII. — En mai 1872, je reçus dans mon service, salle 6, n° 25, B... (Jean), âgé de 36 ans, tailleur de pierres, qui avait contracté, dix ans auparavant, un chancre soigné à cet hôpital. Il nous dit que ce chancre ne fut suivi d'aucune manifestation sur la peau ni sur les muqueuses, et qu'il ne prit que pendant quinze jours de la liqueur de Van Swieten.

Cinq ans après ce chancre, il apparut sur la surface externe du nez, à l'union des cartilages et des os propres, une croûte de la largeur d'une pièce de cinquante centimes. Elle resta stationnaire pendant longtemps; mais, au bout de trois ans, elle s'agrandit, gagna l'aile gauche du nez, et même la joue correspondante.

A l'hôpital Saint-Louis, où il entra, on lui fit prendre chaque jour, pendant deux mois, 4 grammes d'iodure de potassium; il en prit aussi la même dose quotidienne pendant quelques semaines après sa sortie, et il se trouva très-amélioré par ce traitement.

Lorsque ce malade fut reçu dans mon service, l'ulcération du nez affectait une forme singulière et caractéristique. Sa partie centrale était à cheval sur le nez, au niveau de l'insertion de ses parties molles sur les os propres. De là elle se prolongeait sur les joues de chaque côté, en suivant le sillon labio-nasal et en contournant les ailes du nez. Ses deux branches se rejoignaient au-dessous de la cloison sur la lèvre supérieure, et formaient par conséquent un anneau complet, circonscrivant toutes les parties molles de l'organe. Outre ces deux branches, il y en avait deux autres qui remontaient sur les côtés de l'organe, vers sa racine, et rongeaient la peau des joues jusqu'au voisinage de la paupière inférieure. Elles ne se rejoignaient pas, et restaient séparées par la base de l'organe.

Considérée dans son ensemble, cette ulcération nasale affectait donc la forme d'un 8 de chiffre à branches supérieures écartées, à branches inférieures réunies, et formant un anneau qui enchâssait la pointe du nez.

Cette ulcération ne présentait pas partout la même largeur ni la même profondeur. Tous ses points n'étaient pas uniformément ulcérés au même degré. Il était visible que le processus durait depuis longtemps, qu'il était en voie de régression ici, là en pleine activité, plus loin stationnaire, etc., etc.

Cette syphilide circonscrite appartenait à la variété tuberculo-crustacée. Sur la joue gauche, les croûtes étaient épaisses et recouvraient un foyer ulcéreux de la largeur d'une pièce d'un franc. Dans la boucle inférieure du 8, la réparation avait commencé. Il y avait un commencement de cicatrisation imparfaite et peu stable; sur quelques points, la peau était lisse et recouverte d'un épiderme nouveau. Ailleurs, on voyait poindre de petites saillies tuberculeuses; à côté se creusaient de petites ulcérations à bords déchiquetés et taillés à pic. Partout le tissu de la peau, dans son épaisseur, était endommagé profondément ou entièrement détruit.

Sur le dos du nez, au niveau de la réunion des parties molles aux os propres, l'ulcération tuberculo-crustacée avait produit une dépression considérable, et la concavité résultant de la destruction de la peau sur ce point était encore exagérée par le redressement de la pointe du nez en haut et en arrière. Elle était attirée dans ce sens par la rétraction cicatricielle. L'aile gauche du nez, entourée par une encoche assez profonde, était en partie détruite.

On peut juger, par la description précédente, de l'aspect fâcheux que donnait au facies cette syphilide en forme de 8 de chiffre, qui tordait ses branches autour du nez d'une façon grotesque et choquante.

L'intérieur des narines avait été respecté. Il n'existait pas d'écoulement nasal ni d'ozène, ni de douleur à la pression sur les os, qui étaient intacts; la voix n'avait pas changé, et l'air circulait librement dans les cavités nasales. Enfin, il me fut impossible de découvrir aucune trace de manifestation syphilitique ancienne ou récente sur les autres parties du corps. La maladie constitutionnelle s'était bornée, chez lui, à cette seule syphilide naso-faciale.

Mais, est-ce bien une syphilide? Ne serait-ce pas plutôt une scrofulide? Comment se fait-il que ce garçon, qui n'a eu qu'un chancre infectant douteux à l'âge de 26 ans, et aucun accident de nature syphilitique depuis, soit atteint, huit ou dix ans après, d'une pareille affection?

Certainement, j'accorderai volontiers qu'il y a dans cette évolution quelque chose de bizarre, de peu ordinaire; et c'est parce que ce cas ne rentre pas dans le courant banal des observations de chaque jour que je me suis donné la peine de vous le décrire avec quelques détails.

Oui, il est étrange qu'une syphilis ne se traduise, dix ans après avoir été contractée, que par une seule syphilide aussi nettement circonscrite.

J'ajoute aussi, caractéristique dans sa configuration. Et c'est là ce qui la distingue principalement de l'esthiomène scrofuleux du nez. Aussi, ceux qui l'ont traité lui ont-ils fait prendre de l'iodure de potassium, dont il s'est fort bien trouvé. On ne découvre dans le passé du malade aucune trace de scrofule.

Convaincu, moi aussi, que cette ulcération tuberculo-crustacée était de nature syphilitique, je fis prendre au malade du sirop de bi-iodure ioduré et de l'iodure de potassium; de plus, je fis recouvrir l'ulcération avec des bandelettes d'emplâtre de Vigo. Mais je ne pus pas connaître le résultat de ce traitement, car, le 8 mai, cet individu fut expulsé du service pour cause d'insubordination.

XI

Revenons maintenant à la syphilose nasale interne et à la syphilose pharyngée.

Le nez et le pharynx ne sont pas toujours attaqués simultanément. Il s'écoule quelquefois un intervalle considérable entre leurs lésions respectives ; et c'est tantôt par le nez, tantôt par le pharynx, que la syphilose débute, quand elle se détermine sur les deux organes et ne reste pas confinée dans un seul d'entre eux.

C'est ce qui s'est produit dans le fait suivant, à une époque indéterminée de la syphilis; car, comme vous l'allez voir, il serait assez difficile de dire à quelle date elle a été contractée.

Obs. VIII. — Cet homme, âgé de 31 ans, que je reçus dans mon service, salle 8, nº 20, en 1872, était d'une très-bonne santé et d'une forte constitution. En 1864, il contracta un chancre du prépuce qui fut pansé au camp de Châlons, pendant quarante jours, avec de la pommade mercurielle, et qui ne fut suivi d'aucun accident syphilitique sur la peau ni sur les muqueuses. On lui fit prendre des pilules de proto-iodure.

En 1870, il eut deux autres chancres sur le prépuce traités pendant vingt jours par du vin aromatique et des pilules de proto-iodure, et non suivis également de roséole ou autres accidents des premières poussées de la syphilis.

Ce n'est qu'en mars 1872, un an et demi ou deux ans environ après les derniers chancres, qu'il lui survint dans la gorge des ulcérations bientôt accompagnées d'une nécrose des os du palais. Les narines rejetèrent des mucosités purulentes et infectes, et il perdit un petit fragment d'os.

Il fut soigné pendant trente-quatre jours à l'hôpital de la Charité. Quand il en sortit, il était guéri de son ozène; mais il existait une étroite communication, du calibre d'une tête d'épingle, entre le nez et la bouche, à travers laquelle les liquides s'engageaient quelquefois.

A la fin de juin 1872, le malade éprouva une deuxième attaque de syphilose pharyngo-nasale : le nez se tuméfia extérieurement; la circulation de l'air devint embarrassée dans les fosses nasales, et l'ozène reparut avec ses sécrétions et son odeur infecte.

Mais, en outre, une pharyngopathie se développa rapidement; elle était constituée par une grande ulcération occupant toute la paroi postérieure du pharynx. Le malade n'avait fait aucun traitement depuis sa sortie.

Quand je l'examinai, le 5 septembre, il présentait l'état suivant : Le nez était augmenté de volume, surtout à sa base, où il y avait de l'empâtement et une rougeur diffuse de la peau. Il rejetait des mucosités épaisses et abondantes; l'haleine était fétide, l'enchifrènement très-prononcé, et la respiration nasale fort gênée, ce qui contraignait le malade à respirer toujours par la bouche. Nasonnement; écoulement des liquides par les fosses nasales.

Céphalalgie frontale continue, violente, et plus intolérable pendant la nuit

Sur la ligne médiane de la voûte palatine, en arrière, à quelques millimètres au-devant du voile, il existait une dépression de la muqueuse, blanchâtre, plissée, d'une étendue de 1 centimètre dans tous les sens, qui venait aboutir à une perforation de la grosseur d'une tête d'épingle. A travers cette ouverture, on faisait pénétrer avec facilité l'extrémité d'une sonde cannelée, qui était arrêtée à droite par le vomer, mais pouvait parvenir dans la narine gauche, en suivant des sinuosités rugueuses. Le malade affirmait cependant que la bouche communiquait avec les deux fosses nasales, et que les liquides sortaient par les deux narines. Autour de la dépression blanchâtre, zone érythémateuse de 1 centimètre de largeur.

Le voile du palais, les piliers et les amygdales, étaient intacts; sur la paroi postérieure du pharynx, on voyait une large ulcération grisâtre ayant au moins 5 centimètres en hauteur sur 2 1/2 de largeur, et 6 à 7 millimètres de profondeur. Les bords étaient arrondis, très-rouges et très-saillants.

Cette ulcération était moins douloureuse qu'au début; mais elle gênait encore beaucoup la déglutition, surtout celle des solides.

Les vertèbres n'étaient pas atteintes; du moins il n'existait aucune douleur de la nuque soit spontanée, soit provoquée par les mouvements du cou.

Il n'y avait aucune autre manifestation syphilitique. La santé générale était bonne.

Je prescrivis 2 cuillerées de sirop de bi-iodure ioduré et 4 grammes d'iodure de potassium. Je ne sais pas ce qu'il advint de ce malade, car je ne tardai pas à le perdre de vue.

XII

Ainsi, voilà un nouvel exemple de syphilose pharyngo-nasale, trahissant à elle seule l'existence d'une diathèse dont l'origine remontait à une époque incertaine. Entre les chancres de 1864 et ceux de 1870, il est difficile de décider quels sont ceux qui ont été infectants. Si on se prononce pour les premiers, c'est à la huitième année que la syphilose pharyngo-nasale aura fait son apparition; ce ne sera qu'à la deuxième, si on se prononce pour les seconds. Aucune circonstance dans ses caractères propres n'indique sa date; et, comme elle est restée seule, sans concomitance d'aucun autre accident syphilitique pendant toute son évolution, il me paraît impossible de savoir si ce malade avait contracté la vérole en 1864 ou en 1870.

Quand on envisage les rhino-pharyngopathies syphilitiques dans l'ensemble de leur processus, on voit que les unes arrivent du premier coup et d'emblée, dans l'un où l'autre organe ou dans tous les deux à la fois, à la plénitude de leur effet, et qu'elles épuisent leur action dans une première attaque. Il ne reste plus ensuite qu'à réparer leurs désordres. D'autres, au contraire, procèdent par coups successifs, qui atteindront une fois la voûte palatine, une autre fois les piliers ou le pharynx, une troisième fois la cloison ou les os propres, etc., etc. De telle sorte que, pendant un laps de temps très-considérable, pendant plusieurs mois et même des années, les fosses nasales, le pharynx et la bouche sont en butte à des lésions nouvelles ou à des récidives de lésions anciennes qui les désorganisent peu à peu et pour ainsi dire pièce par pièce.

Dans le cas précédent, la première pharyngopathie à été superficielle et la rhinopathie très-sérieuse, puisqu'il en est résulté une perforation de la voûte palatine osseuse. Lors de la deuxième attaque, qui suivit de près la première, le pharynx, au contraire, fut largement endommagé, et le nez, relativement fort peu, dans ses parties supérieures. Peut-être, par la suite, a-t-il été plus compromis qu'au moment où je l'ai vu. A ce moment, sa charpente n'était pas encore menacée.

Jugez, par ce cas, des erreurs de prognose que l'on commettrait, si on se montrait trop confiant après des chancres qui ne sont suivis d'aucun accident immédiat, ou dont les premières conséquences diathésiques passent inaperçues. Il y a des praticiens très-expérimentés qui conseillent de se défier des véroles qui sont sournoises à leur début et font la patte de velours. On perd souvent beaucoup de choses pour attendre, et je crois qu'il faut instituer, dans des cas pareils, un traitement aussi sévère, aussi prolongé que si on avait à combattre des manifestations présentes; c'est peut-être un moyen de conjurer celles qui menacent l'avenir; c'est du moins le seul que nous possédions.

XIII

Le malade dont je vais vous dire quelques mots maintenant n'avait pas eu, comme l'autre, des chancres à six ans d'intervalle. Nous ne serons pas embarrassés avec lui sur le choix de deux dates, mais d'une seule, car il affirme n'avoir jamais eu de chancre. Pourtant il en a contracté un, puisqu'il a la syphilis; mais à quelle époque?

Obs. IX. — Toujours est-il que ce garçon, âgé de 23 ans, entra à l'hôpital du Midi, dans mon service, le 13 septembre 1874, avec une perforation du voile du palais, survenue d'une façon si insidieuse qu'il n'avait été averti de son existence que trois jours auparavant par le nasonnement de sa voix et par le passage des liquides dans les fosses nasales.

Mais, depuis dix-sept mois environ, il se savait syphilitique; car, en avril 1873, il avait eu une roséole érythémateuse, des plaques muqueuses, du psoriasis palmaire, des maux de gorge, des douleurs dans les genoux, etc., etc. Ces accidents, qui décelaient une infection récente, avaient disparu sans traitement au bout de quelques mois.

Il entra à la Charité, je ne sais pourquoi, en juin de la même année, et on lui fit prendre deux litres de liqueurs de Van Swieten. Mais pendant tout l'hiver de 1873-1874, il se soigna très-irrégulièrement et eut presque constamment mal à la gorge.

En décembre 1873, il rendit beaucoup de mucosités purulentes et éprouva de violents maux de tête. On lui prescrivit, au parvis Notre-Dame, de l'iodure de potassium.

Les maux de gorge ont toujours été modérés. Je vous ai dit que la perforation du voile était survenue sans qu'il s'en doutât. Quand je l'examinai, en octobre 1874 (dix-neuvième mois probablement de sa syphilis), il n'avait plus de coryza, et je ne trouvai aucune lésion dans les cavités nasales.

A l'origine du voile, près de son insertion à la voûte osseuse, il existait une perforation récente, entourée d'une auréole d'un rouge vif, et ayant la largeur d'une grosse lentille. Elle était ronde, à bords taillés à pic, laissait passer les boissons dans les arrière-narines et rendait la voix nasonnée. Il n'existait aucune autre lésion.

Les bords de cette perforation, qui persista, furent cicatrisés au bout d'un mois. J'ai perdu ce malade de vue.

N'est-ce pas là un exemple de syphilose naso-pharyngienne précoce? Si nous ne pouvons pas vous dire d'une façon péremptoire que le chancre a existé à telle ou telle date précise, du moins serons-nous probablement dans le vrai en lui assignant une date antérieure de deux ou trois mois à l'invasion des accidents, tels que roséole, plaques muqueuses, etc., etc., qui avaient tous les caractères d'une première poussée.

La rhinopathie avait précédé la perforation du voile; elle était survenue dix ou onze mois environ après le début de la syphilis, ayant pour prodromes de violents maux de tête.

Défiez-vous de ces coryzas avec sécrétions abondantes, quand ils surviennent pendant une attaque de céphalalgie opiniâtre et violente. Ils n'annoncent rien de bon chez les syphilitiques. On peut pronostiquer presque à coup sûr que quelque lésion grave se prépare vers le nez ou vers la gorge. Dans la plupart des syphiloses pharyngo-nasales, la céphalalgie, des douleurs irradiantes dans la face, ou tout au moins de la gêne, de la lourdeur, de l'embarras dans la tête et dans la face, constituent, en effet, un ensemble prodromique sur lequel on peut faire quelque fondement pour pronostiquer l'imminence probable et prochaine des lésions nasales et pharyngées.

Quant à ces lésions elles-mêmes, dans beaucoup de cas, elles font leur apparition d'une manière si latente, si insidieuse, que les malades ne s'aperçoivent de leur existence que fort tard, et après des pertes de substance considérables et irréparables. Il ne faut pas compter sur des signes locaux précis et caractéristiques pour donner l'éveil. Un examen quotidien, si on se tenait sur ses gardes, pourrait seul faire saisir le moment où le mal commence, et permettre l'administration urgente de l'iodure de potassium à hautes doses, pour prévenir ou arrêter ses ravages.

TROISIÈME LEÇON

Messieurs,

Je vais continuer à vous faire l'exposé clinique des autres cas de syphilose pharyngo-nasale que j'ai observés. Ils compléteront ce que je vous ait dit jusqu'à présent; nous aborderons ensuite l'histoire générale de cette importante manifestation de la syphilis.

I

Voici un fait où la perforation de la voûte palatine se fit, comme dans beaucoup d'autres, d'une façon inattendue, insidieuse, et ne fut décelée que par les troubles fonctionnels qui lui sont propres.

Obs. X. — Le malade, âgé de 46 ans, avait contracté en 1857 ou 1858, à Bade, un chancre infectant qui fut suivi d'accidents consécutifs légers, tels que plaques muqueuses buccales, roséole, etc. Il fut soigné pendant deux mois à Bade, et pendant deux mois à l'hôpital du Midi.

Depuis cette époque, il lui est revenu plusieurs accidents et, entre autres, des douleurs atroces dans les hanches et surtout dans le bas des jambes. Marié en 1866, il n'a jamais eu d'enfants.

En avril 1875 (dix-huitième année de la syphilis), diverses douleurs dont il était tourmenté, et qu'on attribuait à la syphilis, firent revenir au traitement spécifique; on ne l'avait pas repris depuis la première poussée de la maladie. On lui donna des pilules de mercure et de l'iodure de potassium.

Malgré ces médicaments, il éprouva en juin des douleurs dans la tête et dans la face, et plus tard il moucha une grande quantité de matières purulentes et infectes.

Mais il n'a jamais souffert dans la voûte palatine. Vers la fin d'août, il y constata quelques rugosités avec sa langue, et, peu après, sa voix devint nasonnée, et les aliments liquides passèrent par la bouche.

Quand ce malade vint me consulter (le 1er septembre 1875), je ne trouvai aucune trace de syphilis sur la peau ni sur les os. Il existait une ulcération avec perforation de la voûte palatine, à 1 ou 2 centimètres en avant de l'insertion du voile du palais. Son fond était constitué par des débris d'os nécrosés. Le séquestre noir était un peu mobile et paraissait beaucoup plus étendu que la perforation de la muqueuse, qui avait à peu près 7 ou 8 millimètres de diamètre. Le pharynx était intact.

La tumeur, qui avait précédé la perforation, avait mis environ huit jours à percer.

Voilà un exemple de syphilose naso-pharyngienne bien tardive, puisqu'elle n'est survenue qu'au bout de dix-neuf ans de syphilis. Elle a présenté pourtant les mêmes caractères et le même processus que celles qui se manifestent après cinq, six, sept ans, et même pendant la première année de la maladie constitutionnelle. Je vous en ai rapporté un exemple précoce que vous pouvez rapprocher avec fruit du précédent.

Remarquez aussi combien la lésion palatine a été latente dans ses débuts. Mais, ici, on pouvait cependant la prévoir. Il existait, en effet, depuis quelques jours, un coryza manifestement syphilitique. De plus, le malade avait éprouvé, pendant les cinq derniers mois, des troubles graves du côté de la tête, sur lesquels il m'a donné, depuis, quelques détails. Ainsi, cinq mois avant la perforation de la voûte, il fut pris de maux de tête atroces; puis il eut, à des intervalles plus ou moins éloignés, huit attaques d'épilepsie. Il perdit aussi presque complétement la vue. C'est pour combattre la céphalalgie et les accidents de l'encéphalopathie qu'on institua un traitement mixte.

Pendant quatre ou cinq mois, cet homme a pris du mercure et de l'iodure de potassium. Quand je l'ai vu, il paraissait guéri de son épilepsie syphilitique; il ne présentait aucune trace de paralysie; sa vue était revenue, et il n'y avait chez lui aucun signe d'une lésion des centres nerveux.

Eh bien, constatons encore une fois que ce traitement n'a point prévenu la syphilose naso-phyryngienne, car elle est postérieure de deux mois au moins à l'encéphalopathie. Il y avait deux mois que ce malade se traitait quand le coryza spécifique a débuté. On a continué l'iodure, ce qui n'a pas empêché la rhinopathie de poursuivre sa marche et la perforation de se produire, malgré cinq mois de traitement spécifique.

En est-il toujours ainsi? Heureusement non. Mais ne comptez pas trop sur l'action préventive du mercure et de l'iodure de potassium.

II

Quelquefois, dans la syphilose naso-pharyngienne, la luette seule, ou la luette et une portion plus ou moins étendue de sa base, sont enlevées. C'est une des lésions les moins graves du voile; elle n'entraîne ordinairement aucun trouble fonctionnel notable.

Obs. XI. — Une dame de 30 ans environ, forte, bien constituée, et d'une bonne santé, fut prise, en 1863, d'accidents syphilitiques secondaires consistant en roséole, plaques muqueuses de la bouche et du gosier, croûtes dans les cheveux, etc., etc. Les amygdales, qui étaient volumineuses, s'ulcérèrent profondément, et M. Maisonneuve, vers la fin de cette année-là, en fit l'ablation. On lui fit prendre des pilules hydrargyriques pendant un mois qu'elle resta à l'hôpital.

Depuis cette époque, elle n'en a pas fait usage, et il n'est pas revenu de syphilides ; mais elle est sujette, tous les hivers, à de fréquents maux de gorge qu'elle n'a traités jusqu'ici que par des gargarismes. A l'Hôtel-Dieu, où je la soignai en 1864, je constatai l'existence des accidents sus-mentionnés.

Six ans après, en octobre 1868, cette femme éprouva une sorte d'engourdissement dans toute la bouche et dans la gorge, accompagné de difficulté pour avaler, parler et cracher. La luette devint énorme. Le chirurgien dans le service duquel elle était entrée crut à un abcès simple, et fit cesser l'iodure de potassium, qui avait été prescrit par un autre médecin.

Au bout de trois semaines survint la chute de la luette. On reprit l'usage de l'iodure.

Depuis les premières poussées de la syphilis, en 1860, Mme X... n'avait eu autre chose que des maux de tête habituels, semblables à des migraines diurnes, et quelquefois accompagnés de vomissements.

Ces maux de tête devinrent presque continuels et augmentèrent considérablement avant et pendant la chute de la luette.

Le 22 décembre 1868, Mme X... vint me consulter, et je constatai l'état suivant : Rougeur sombre de la paroi postérieure du pharynx, sur laquelle existe une petite tumeur dure, grosse comme un haricot. Perte de substance du voile du palais, ayant la forme d'un V renversé, comprenant la luette et sa base, et dont l'angle n'atteint pas la voûte palatine osseuse. Toutes les douleurs de la gorge ont disparu depuis la chute de la luette.

La voix n'est pas altérée ; la déglutition est facile ; les boissons et les aliments ne reviennent pas par le nez.

Les narines qui, pendant quelques jours, avaient été obstruées, sont libres maintenant et ne présentent aucune ulcération visible antérieurement. Il s'en écoule parfois un peu de pus sanguinolent.

Je ne découvre sur la peau ni sur d'autres parties du corps aucune manifestation syphilitique. L'ulcération du voile du palais est en voie de cicatrisation. Il y a un amaigrissement assez prononcé depuis deux mois.

Le 5 janvier 1869 (cinquième année révolue de la syphilis), la tumeur rétro-pharyngienne avait un peu augmenté, mais ne s'était pas ulcérée. Au bout de deux mois de traitement par l'iodure de potassium, elle disparut complétement ; et, vers la fin de février, il n'existait plus aucune trace d'inflammation dans la gorge. La cicatrisation du voile était parfaite; seulement la luette et sa base étaient remplacées par une échancrure régulièrement triangulaire dont le sommet atteignait à peu près la moitié du voile du palais.

Depuis cette époque, j'ai revu la malade plusieurs fois et la guérison ne s'est pas démentie. Il ne lui est pas revenu d'autres manifestations syphilitiques.

Cette malade avait une syphilis dont les premières poussées, très-bénignes, n'ont été qu'incomplétement traitées. Il aurait fallu poursuivre l'administration du spécifique pendant deux ou trois ans. Remarquez que la détermination s'est accentuée, dès le début, sur l'isthme du gosier. Pouvait-on prévoir que, cinq ans après, des accidents constitutionnels surviendraient sur le voile du palais et que la perte de la luette et de sa base en serait la conséquence? Non. Aucun pronostic, si pénétrant que vous le supposiez, ne peut avoir une pareille portée. Mais du moment que quelques symptômes, même légers, s'étaient montrés du côté de l'isthme et des fosses nasales, il fallait tenir compte du sens dans lequel s'étaient accentuées les premières poussées, et administrer des doses élevées d'iodure de potassium. C'est ce qui a été fait; peut-être trop tard et avec trop de timidité.

La petite tumeur rétro-pharyngienne qui a mis deux ou trois mois à disparaître, était une gomme du tissu cellulaire anti-vertébral. Quant au catarrhe nasal puro-sanguinolent, il tenait sans doute à quelque ulcération syphilitique développée sur la face postérieure du voile ou dans l'arrière-cavité des fosses nasales. Les os n'ont pas été atteints, et la malade en a été quitte pour la perte de la luette.

Quoique l'échancrure causée par cette perte fût considérable, il n'en est résulté aucun trouble fonctionnel, soit du côté de la phonation, soit du côté de la déglutition. C'est une circonstance qu'il faut noter pour la mettre en regard des petites perforations du voile ou de la voûte qui sont accompagnées de nasonnement et du passage de substances liquides dans les narines.

III

Les perforations du voile, quand elles sont très-petites, n'entraînent aucun trouble fonctionnel. Le fait suivant vous en fournira une preuve, et vous permettra, en outre, de suivre pas à pas la lésion depuis son origine jusqu'à sa guérison complète.

Obs. XII. — M. X... (Gustave), âgé de 27 ans, bijoutier, vint me consulter, le 9 janvier 1873, pour une angine spécifique avec perforation du voile du palais. Il s'était toujours bien porté, n'avait eu qu'une varioloïde légère en 1870, et ne présentait aucune trace de maladie constitutionnelle ou acquise, sauf de la syphilis contractée en 1865, c'est-à-dire sept ans auparavant.

Au mois de juin de cette année-là, six semaines ou un mois après le coït, apparition d'un chancre balano-préputial qui fut guéri au bout d'un mois.

Presque aussitôt après, croûtes dans les cheveux, boutons sur le corps, taches aux poignets, maux de gorge, plaques muqueuses buccales. Traitement spécifique institué dès le début par M. Ricord, et suivi pendant trois ou quatre ans. Les syphilides qui se sont succédé quatre ou cinq fois dans cet intervalle, ont été légères, sèches, peu confluentes. Jamais aucune altération profonde de la santé générale.

En 1870 (cinquième année de la syphilis), le malade n'ayant que quelques taches sur le corps, cessa tout traitement.

En 1866, il avait contracté des chancres simples compliqués de bubons suppurés.

Depuis 1870, sa santé était excellente. Mais, vers le 15 novembre 1872 (huitième année de la syphilis), il commença à éprouver un peu de gêne dans les fosses nasales et à moucher des mucosités puro-sanguinolentes d'une mauvaise odeur. Cependant, il ne se produisit aucune déformation du nez, et il ne constata aucun fragment d'os nécrosé dans les sécrétions nasales. Il éprouvait, en outre, quelque gêne de la déglutition.

Au commencement de décembre 1872, outre la gêne pour parler et pour avaler, il ressentit une douleur assez vive derrière le voile du palais, qui lui semblait plus lourd. La luette devint incommode par sa longueur. L'isthme était rouge et enflammé.

Ces accidents gutturaux augmentèrent peu à peu, sans s'élever toutefois jusqu'à la violence de l'angine inflammatoire. — Aucun traitement. Pas de changement notable dans la voix.

Le 9 janvier 1873, le malade s'aperçut, le matin, qu'il existait une petite perforation du voile du palais. Sur ce point spécial, la douleur avait été plus vive la veille que les jours précédents. Il vint me consulter le soir même, et je constatai :

1° Une rougeur foncée, diffuse et très-prononcée de tout le voile du palais et de la luette ;

2° Une tuméfaction et une tension considérables de toutes ces parties ;

3° Sur le côté gauche du voile, à 3 centimètres de son bord libre, une petite perforation de un demi-centimètre de diamètre, siégeant près de la ligne médiane, profonde et paraissant intéresser toute l'épaisseur de l'organe. Dans l'action de souffler, l'air ne passait point par cette ouverture, parce que le voile s'appliquait sur la paroi postérieure et que la contraction musculaire du pharynx contribuait aussi à obturer le pertuis.

Il n'existait aucune déformation du nez. Je prescrivis 0,06 centigr. de proto-iodure et 5 grammes d'iodure de potassium.

Le lendemain, iodisme très-prononcé; gonflement énorme des paupières; rougeur et larmoiement des yeux; acné sur la figure et l'extrémité supérieure du tronc. Pas de catarrhe nasal ni pharyngé; aucune trace de syphilide sur la peau; rien au larynx. Santé générale excellente. La voix était d'un timbre légèrement nasonné.

Je trouvai le voile dans le même état que la veille. Sa mobilité était intacte.

Le 14 janvier, la tolérance iodique ne s'était pas encore établie. Il y avait un léger mouvement fébrile tous les jours et de la transpiration pendant la nuit. L'haleine exhalait une mauvaise odeur; la voix était gutturale, nasonnée et un peu obscurcie. Les boissons sortaient par le nez; mais, dans un effort *voulu* pour retenir l'air dans la bouche, il n'y avait pas de fuite par les narines. Sensibilité anormale dans la partie supérieure des fosses nasales.

La perforation complète du voile s'était un peu agrandie. Tuméfaction moindre de l'organe. Déglutition plus facile. Accablement général. Inappétence.

IV

Le 20 janvier (soixante-cinquième jour de la syphilose naso-pharyngienne), il existait un mieux notable. La tuméfaction du voile avait beaucoup diminué; la voix était à peine nasonnée et les aliments liquides ne s'engagaient plus dans les fosses nasales. L'air continuait à ne pas passer par le pertuis palatin. Sa circulation s'effectuait librement dans les deux fosses nasales où l'on n'apercevait pas d'ulcération, quoique le catarrhe exhalât toujours une mauvaise odeur. L'iodure était mieux toléré, toutefois, sur le front, sur le cuir chevelu, dans le dos et jusque sur les cuisses, il avait produit une éruption de grosses papules d'acné surmontées d'une large vésicule purulente. État général meilleur.

Le 27 janvier 1873, amélioration encore plus prononcée. Toute tuméfaction de l'isthme a disparu; il n'y reste plus qu'un peu de rougeur. La déglutition est libre. Le pertuis a diminué de moitié. La voix est naturelle et a tout à fait perdu son timbre nasonné. Santé générale excellente. Pustules d'acné toujours énormes.

Le 3 février (soixante-dix-huitième jour de l'affection), ces pustules, par le fait de la continuation du traitement, étaient devenues phlycténoïdes. Même état du voile. Aucun trouble fonctionnel. Le pertuis du voile s'était encore rétréci. La narine gauche exhalait une mauvaise odeur. Les pustules d'acné continuaient à s'accroître. Je n'ai jamais vu l'iodure produire de pareils effets sur la peau. On aurait pu croire qu'il s'agissait d'une syphilide ecthymateuse, si on n'avait pas suivi le processus de la lésion, et si la guérison ne s'était pas opérée à mesure que les doses d'iodure furent diminuées. Mais cette acné iodique laissa des traces; sur les parties latérales du cou, des espèces de kéloïdes remplacèrent les pustules.

Quant à la syphilose naso-pharyngienne, elle guérit au prix d'une petite perforation du voile. Le 14 juillet 1873 (huitième année de la syphilis, septième mois de la syphilose naso-pharyngienne), je ne découvris aucune lésion dans la gorge, si ce n'est une petite fistule palatine du calibre d'une grosse tête d'épingle, qui ne causait aucun trouble de la phonation et de la déglutition. Il y avait toujours un peu d'ozène.

Depuis, je l'ai revu plusieurs fois et je me suis assuré de sa guérison complète. Il n'a plus eu aucune manifestation syphilitique, mais il est devenu tuberculeux (1).

J'ai tenu à vous donner cette observation dans tous ses détails, pour vous faire assister jour par jour à la marche de la syphilose naso-pharyngienne, et vous rendre témoins de quelques-uns de ses phénomènes au moment précis où ils se produisent.

Ici le traitement spécifique a été continué pendant des années pour combattre plusieurs poussées successives ayant toutes le caractère de celles qui appartiennent à la première phase de la maladie constitutionnelle. Son insuffisance ne peut pas donc être mise en cause. Il avait été dirigé par des spécialistes éminents; et il était tout naturel d'espérer, qu'après avoir été maintenu pendant près de quatre ans sous son influence, le malade n'aurait pas d'accidents ultérieurs.

Pourtant, sans qu'on puisse invoquer aucune cause occasionnelle, au bout de sept ans, la syphilose nasale a commencé sous forme de catarrhe léger exhalant, dès le début, l'odeur propre à l'ozène. Quinze jours après se sont déclarés les signes d'une angine occupant le voile du palais. Au bout de trois ou quatre semaines, cette angine aboutit à une perforation du voile.

A partir de ce moment, il se produisit une détente rapide, une amélioration très-notable de tous les symptômes, et la période de réparation ne dura que vingt jours. Il ne resta de cette attaque de syphilose naso-pharyngienne qu'une petite perforation du voile. L'ozène qui avait précédé l'angine lui survécut, mais il finit par guérir sans déformation du nez et sans expulsion de fragments osseux.

Il est probable que les lésions de cet ozène occupaient la partie la plus postérieure

(1) Depuis cette époque, j'ai revu souvent ce malade : peu de temps après l'affection syphilitique du voile, il eut une bronchite chronique qui ne tarda pas à entraîner des phénomènes généraux graves, tels que : amaigrissement, perte des forces, inappétence, fièvre vespérale, diaphorèse nocturne, etc. Je constatai bientôt des craquements aux deux sommets. Je lui fis quitter immédiatement Paris et je l'envoyai à la campagne. Il y a passé près de trois années, et en est revenu guéri. Je ne sais si la syphilis a été pour quelque chose dans le développement de cette phthisie; toujours est-il qu'elle a débuté pendant que le patient était sous le coup de l'attaque de pharyngopathie syphilitique, et qu'il est naturel, par conséquent, de penser à une pneumopathie de même nature. La guérison, qui ne s'est pas démentie depuis deux ans, justifierait cette manière de voir.

des fosses nasales, au voisinage du voile, et qu'il existait quelques ulcérations syphilitiques sur la muqueuse pituitaire, au point où elle se réunit à la muqueuse pharyngienne. Quant à la lésion du voile, elle était constituée par une petite gomme située dans son épaisseur et sans doute plus proéminente en arrière qu'en avant, où rien ne trahissait sa présence, si ce n'est une tache rouge circonscrite. Cette tache rouge, sur laquelle j'appelle votre attention, et le gonflement de la luette, tels ont été les phénomènes visibles d'après lesquels on pouvait soupçonner la nature du travail morbide qui s'accomplissait plus profondément.

Ajoutez-y aussi la *tension* du voile, qui le prive d'une partie de sa mobilité. C'est là un fait qui saute aux yeux moins aisément que la rougeur partielle et la *tuméfaction* diffuse de l'organe, mais qui est la cause principale des troubles fonctionnels qu'on observe à cette période de l'affection.

Ces troubles fonctionnels se sont traduits ici par une légère dysphagie et par un timbre tout à la fois guttural et nasonné de la voix. Ils ont diminué très-vite, puis disparu après la perforation; et comme celle-ci a eu pour effet de mettre un terme à la tension du voile, c'est à cette tension et à l'immobilité ou à la gêne des mouvements de l'organe qui en est la conséquence, qu'il faut attribuer les troubles de la phonation et de la déglutition.

La petite fistule palatine ne laissait passer ni l'air ni les liquides; elle était obturée complétement soit par le jeu des muscles propres du voile, soit par l'application de l'organe contre la paroi postérieure du pharynx. Toujours est-il qu'elle a été insignifiante au point de vue fonctionnel.

Aurait-on pu la prévenir en instituant, dès l'apparition de l'ozène, un traitement énergique, en administrant des doses élevées d'iodure de potassium? Je le crois, sans pouvoir l'affirmer. Cependant j'ai été assez heureux une fois pour arrêter le processus à son début et empêcher la perforation du voile qui était imminente. Vous en allez juger par le fait suivant :

V

Obs. XIII. — M. X..., âgé de 34 ans, vint me consulter, le 13 février 1869, pour un trou qu'il avait depuis deux ou trois jours sur la face antérieure du voile du palais. Avant de dire dans quel état je trouvai la gorge, je vais vous raconter brièvement l'histoire de ce malade.

Au mois de juillet 1854, il contracta à Brest un chancre du gland, qui ne dura que quelques jours et fut suivi quelques semaines après d'ulcérations sur la verge. Puis il eut des grosseurs dans les aines, des végétations, des érosions sur les parties génitales, etc., qui le forcèrent à entrer à l'Antiquaille de Lyon, où on lui fit suivre un traitement interne. Il ne constata pas d'autres accidents consécutifs.

Il n'est pas douteux pour moi que ces condylomes, ainsi que les ulcérations qui se montrèrent à plusieurs reprises sur la verge, étaient syphilitiques et provenaient du chancre contracté en juillet 1854. Aussi est-ce à cette date que je fais remonter le début de sa syphilis.

Deux ans après, en juin 1856, il survint, sur différentes régions de la peau, de larges pustules d'ecthyma. (Aucun traitement.)

En 1857, un ulcère syphilitique se déclara sur le mollet gauche. On administra des spécifiques.

A partir de ce moment (troisième année de la syphilis), je ne découvre aucune trace de syphilis dans les antécédents de ce malade. Mais il lui survint une autre affection : il eut, en 1859, une attaque de rhumatisme articulaire aigu qui le cloua au lit pendant plusieurs semaines. Depuis, il a subi à diverses reprises des atteintes de cette affection, sous forme de douleurs musculaires ou articulaires vagues et de crises névralgiformes, etc., etc.

Il se maria en septembre 1859. Il a eu trois enfants : les deux premiers sont morts de maladies étrangères à la syphilis. Le troisième vit et se porte bien.

En mars 1868 (quinzième année de la syphilis), le malade devint sujet aux maux de gorge, et il lui survint sur la verge, sans qu'il se fût exposé à contracter de nouveaux chancres, de grandes ulcérations dont plusieurs ont laissé des cicatrices.

C'étaient là de nouvelles manifestations de la syphilis qui se réveillait après un sommeil de douze années.

Vers le milieu de janvier 1869, la détermination pharyngée s'accentua nettement. Le malade sentait que le voile du palais était lourd, gêné dans ses mouvements. Il éprouvait en même temps des douleurs névralgiques gauches extrêmement vives, et revenant le soir avec une grande intensité. Il prit, comme il avait coutume de le faire pour ses douleurs rhumatismales, une solution très-légère d'iodure de potassium.

VI

Le 9 mars 1869 (vingt ou vingt-cinquième jour de la pharyngopathie), le malade perçut, avec sa langue, un petit trou sur la face antérieure du voile du palais. En deux ou trois jours, ce trou s'agrandit d'une façon alarmante. Un médecin, qui fut consulté, prescrivit du bromure de potassium.

J'examinai la gorge le 13, et je constatai les lésions suivantes : Rougeur sombre de toutes les parois du pharynx et du voile du palais. Sur la ligne médiane de ce dernier, à un demi-centimètre en arrière de son attache à la voûte osseuse, il existe une ulcération profonde, arrondie, taillée à pic, entourée d'une auréole inflammatoire d'un rouge vif. Tuméfaction diffuse de l'isthme. Aucune lésion syphilitique sur les autres parties du corps.

Je trouvai le timbre de la voix un peu nasonné, mais le malade m'affirma qu'elle était toujours ainsi; il existait des douleurs vives dans la bouche et l'arrière-gorge qui rendaient la déglutition des solides impossible. Je touchai l'ulcération avec de la teinture d'iode, et je prescrivis 4 grammes d'iodure de potassium.

Le 15 février (trentième jour de la pharyngopathie, six ou septième jour de l'ulcération), le voile du palais était toujours d'un rouge sombre. L'arrière-gorge et la voûte osseuse restaient intactes. L'ulcération du voile mesurait 3 ou 4 millimètres au moins de profondeur et 1 centimètre de diamètre. Elle était à peu près ronde et couverte, dans son fond, d'une matière pultacée, grisâtre; aucune gêne pour la parole. Douleur toujours très-vive en avant. État général fort satisfaisant. Large cicatrice sur le mollet gauche; cicatrices d'ecthyma disséminées sur diverses parties du corps; quelques plaques d'un rouge sombre sur la verge. (Badigeonnage de l'ulcère avec la teinture d'iode; 6 gram. d'iodure.)

Le lendemain, la rougeur du voile était un peu moindre, et la déglutition moins difficile, mais le trou paraissait s'être agrandi un peu, et il présentait profondément à droite une sinuosité qui se dirigeait en haut, vers la face supérieure, et me faisait craindre l'imminence d'une perforation complète. Cependant rien n'indiquait encore que l'air passât par cette ouverture. Le malade redoutait beaucoup un pareil accident, parce qu'il était musicien de profession et jouait de la clarinette. La voix restait normale ou très-légèrement nasonnée.

Les jours suivants, je continuai le même traitement topique et je portai jusqu'à 7 grammes l'iodure, sans qu'il survînt ni coryza, ni laryngite, ni larmoiement, ni aucun trouble physiologique.

J'observais avec anxiété cette ulcération profonde du voile, et je m'attendais tous les jours à la perforation. Heureusement qu'il n'en fût rien; la muqueuse supérieure du voile, jusqu'à laquelle pénétrait certainement cette perte de substance, résista.

Le 25 février (quarantième jour de la pharyngopathie, seize ou dix-septième jour de l'ulcération), il s'était produit une amélioration si notable dans l'état local, que je me sentis enfin rassuré Le trou avait diminué de diamètre et surtout de profondeur; ses bords s'étaient affaissés et couverts de bourgeons charnus de bonne nature.

Le 27, la profondeur du trou s'était comblée des deux tiers. Toute trace d'inflammation avait disparu à sa périphérie; il n'y avait plus qu'un peu de congestion. Le cul-de-sac de l'ulcération s'oblitérait aussi peu à peu. Très-peu de gêne pendant la déglutition.

VII

Le 5 mars (vingt-deuxième jour de l'ulcération), la perte de substance était à peu près réparée. Il ne restait plus qu'une dépression de quelques millimètres de profondeur, à bords aplatis; les parties bourgeonnantes s'étaient rapprochées, et ne laissaient plus entre elles qu'un intervalle imperceptible. Le voile du palais avait sa coloration rosée normale.

Le 8 avril, aucun accident nouveau n'était survenu. Le malade reprenait des forces et de l'embonpoint à vue d'œil. La dose de l'iodure de potassium avait été diminuée. A la place de l'ulcération, il n'existait qu'une petite tache blanche, presque de niveau avec les parties voisines.

Je ne revis ce malade que sept mois après. Il s'était toujours bien porté, et aucune nouvelle atteinte de la syphilis n'avait eu lieu du côté du voile du palais, qui était resté parfaitement guéri. Mais, depuis trois semaines, la diathèse s'était manifestée par d'autres accidents du côté du pubis. Dans cette région, à la racine de la verge, la peau fut labourée par des ulcérations profondes, très-inflammatoires et fort douloureuses. Ce n'est pas ici le lieu de les décrire. Elles furent longues à guérir; mais elles inquiétaient peu ce malade. Il ne redoutait que les affections du voile ou de la voûte, qui l'auraient empêché de jouer de la clarinette. Avant que l'ulcération du voile fût complétement cicatrisée, il avait repris l'usage de son instrument. Depuis cette époque, il n'a eu aucune nouvelle manifestation syphilitique; j'ai pu m'en assurer tout récemment.

N'est-ce pas là l'exemple d'une syphilose palatine réduite à sa plus simple expression? Vers la quinzième année d'une syphilis obscure et peu grave dans ses débuts, devenue plus tard ulcéreuse, traitée sans suite et incomplétement, demeurée latente pendant douze ans, et ne s'étant pas transmise héréditairement, il survient quelques accidents syphilitiques dans la gorge et sur la verge. Puis une angine, plus sérieuse que les précédentes, se déclare sans aucune cause appréciable, et, au bout de deux mois, elle aboutit à une ulcération soudaine du voile du palais.

Pouvait-on prévoir ce résultat, d'après la formule symptomatique et d'après l'inspection des parties atteintes? Je le pense, et il est à regretter qu'on ne l'ait pas fait; car peut-être, en donnant dès le début de fortes doses d'iodure de potassium, aurait-on pu arrêter le processus de la lésion.

VIII

Parmi les symptômes, je vous signalerai d'abord ces *douleurs névralgiformes* qui, de même que les *céphalées*, s'observent fréquemment dans la première phase des syphiloses pharyngo-nasales, surtout dans celles où les fosses nasales sont ttaquées. — Comme phénomène plus spécial, retenez cette *gêne*, avec *sensation de lourdeur*, qui siége au niveau du voile, paralyse en partie ses mouvements, et donne à la voix un timbre plus ou moins nasonné. Je ne doute pas que l'examen du voile du palais n'eût fait constater une *tension* toujours croissante de cet organe, accompagnée d'un *gonflement diffus* sur lequel devait se détacher une *proéminence d'un rouge plus accentué* que le reste de la muqueuse.

C'était, en effet, un petite tumeur gommeuse ou un gros tubercule qui s'était développé dans la partie antérieure du voile, près de son insertion à la voûte osseuse. Cette tumeur a évolué, comme toutes les tumeurs de ce genre qu'on ne parvient pas à faire dissoudre par un traitement approprié. Dure au début, irradiant autour d'elle des phénomènes inflammatoires, elle a fini par se liquéfier, au bout de trente jours environ, et alors elle s'est brusquement ouverte comme un abcès, et a été remplacée par une ulcération instantanée.

Quand les choses en arrivent là, il est bien rare que la perforation n'ait pas lieu. Elle a été si imminente chez notre malade, que je l'attendais à chaque moment, surtout lorsque, tous les détritus de la gomme s'étant éliminés, je constatai, au fond du trou taillé à pic, un cul-de-sac, une arrière-cavité qui s'engageait au-dessous de la muqueuse supérieure du voile du palais. Heureusement, cette muqueuse n'avait pas été atteinte par la gomme; elle a résisté, et, comme la réparation de la perte de substance a immédiatement suivi la fonte de la tumeur, la guérison s'est effectuée très-vite et sans perforation (1).

IX

Le traitement énergique à l'iodure de potassium a eu, sans aucun doute, une large part dans cette issue exceptionnellement favorable. Il est tellement indiqué en pareil cas, qu'il ne faut pas hésiter à donner, sur-le-champ, de fortes doses du sel, depuis 4 jusqu'à 7 ou 8 grammes, pour obtenir une action curative adéquate au mal qu'il s'agit d'arrêter et de réparer.

Je ne serai pas aussi absolu en ce qui concerne le traitement topique. Ici, je n'ai eu qu'à me féliciter des badigeonnages quotidiens avec la teinture d'iode; mais ce

(1) Le docteur Hermann (Julius-Paul), de Breslau, a observé un cas analogue à celui dont je viens de parler, en ce sens que la perforation n'eut pas lieu; seulement, la lésion, au lieu de siéger sur la face antérieure du voile, occupait sa face postérieure. C'était une petite ulcération couenneuse qu'on pouvait apercevoir en soulevant le voile, quoique cet organe fût extrêmement tendu et incapable de tout mouvement spontané. Cette tension était telle, que la luette était dirigée presque perpendiculairement à la paroi antérieure. La voix avait un timbre nasillard et grasseyant.

Une friction mercurielle amena la guérison de l'ulcération en trois ou quatre semaines. L'ulcère ne perfora pas le voile. La tension disparut; il en fut de même de la couleur rouge de la face antérieure du voile, qui existait dès le début; la luette reprit sa position normale, et le ton nasillard et grasseyant de la voix disparut complétement.

n'est pas sans quelque crainte que je me suis décidé à les employer le premier et le second jour. J'avais peur, en effet, que ces applications irritantes, faites au plus fort de l'inflammation éliminatrice, ne l'activassent au lieu de l'apaiser. Il n'en a rien été ; la lésion ne s'est étendue ni en surface ni en profondeur, et, ce qui était le plus essentiel, le processus n'a pas atteint la muqueuse supérieure du voile, ou du moins n'en a pas compromis la vitalité au point de la détruire. Je vous engage néanmoins à être très-circonspects en fait de traitement topique, et à ne recourir aux cautérisations excitantes que quand le travail d'élimination est terminé et que la cicatrisation commence à se faire.

X

Les perforations de la voûte palatine arrivent quelquefois à des dimensions énormes. En voici un exemple :

Obs. XIV. — Un homme, âgé de 43 ans, menuisier, n'ayant jamais eu aucune maladie vénérienne ou autre, contracta, en novembre 1856, un chancre infectant sur le fourreau, au devant du scrotum, dont la guérison eut lieu au bout de treize jours. Il n'eut que des accidents consécutifs légers ; le seul dont il ait gardé le souvenir ce sont des plaques muqueuses à la bouche et à l'anus. Il ne fut traité que pendant cinq ou six semaines par M. Ricord, puis par M. Cullerier, qui lui firent prendre environ un litre de liqueur de Van Swieten.

Il resta douze ans sans rien avoir et sans suivre aucun traitement. En 1868, il lui survint, en dehors de toute cause occasionnelle appréciable, des ulcérations dans la gorge, puis un bouton sur la voûte palatine, gros comme une tête d'épingle, qui augmenta peu à peu, suppura et laissa passer des fragments d'os au bout de trois mois. On ne le soumit à l'usage de l'iodure de potassium qu'après la perforation.

Il entra à l'hôpital du Midi en 1871 ; et, quand il en sortit, trois mois après, le trou de la voûte palatine s'était considérablement agrandi. La détermination syphilitique ne s'était pas bornée là ; elle avait eu lieu aussi sur les parties génitales, où elle avait produit des ulcérations profondes.

Quand j'examinai ce malade, en mars 1872 (seizième année de la syphilis), la perforation, qui n'occupait que la portion osseuse de la voûte palatine, avait 3 ou 4 centimètres de diamètre dans tous les sens, et toute la partie inférieure de la cloison était détruite. Il ne pouvait parler, avaler, qu'après avoir rempli cette énorme ouverture avec un tampon de ouate. Tout était cicatrisé. Il n'y avait aucun accident en voie d'évolution.

Si ce malade, au lieu de se borner pour tout traitement de la syphilis, dans sa première période, à un litre de liqueur de Van Swieten, avait pris de l'hydrargyre ou de l'iodure de potassium pendant deux ou trois ans, à des intervalles appropriés, aurait-il évité cette grave syphilose naso-pharyngienne? *Peut-être*. Voilà tout ce que l'on doit répondre. N'en voit-on pas, en effet, qui, malgré l'usage prolongé des spécifiques et un traitement irréprochable, n'en sont pas moins victimes de cette affection? J'avais oublié de dire qu'elle fut précédée, en 1868, pendant plusieurs mois, par des douleurs dans tous les membres et par des céphalées persistantes. Il eût été prudent, à cette époque, de donner de l'iodure à haute dose.

XI

Je terminerai ces considérations cliniques sur la syphilose pharyngo-nasale par un cas d'ulcération grave du voile du palais suivie d'une complication que nous n'avons pas encore vue, mais dont je vous ai dit un mot au sujet de notre premier malade. Je veux parler des *adhérences* anormales de cet organe avec les parois latérale et postérieure du voile du palais.

Obs. XV. — M. H. G..., âgé de 20 ans, blond, maigre et très-lymphatique, avait pourtant toujours eu une bonne santé, et n'avait jamais présenté aucun symptôme de maladie constitutionnelle héréditaire ou acquise, lorsque, vers le milieu de septembre de l'année 1868, il lui survint un bouton, puis une ulcération superficielle, à l'extrémité du gland. Il y avait un mois au moins qu'il n'avait pas vu de femme. Le chancre fut guéri très-rapidement, au bout de huit ou dix jours. Un mois après, les bourses se couvrirent de plaques muqueuses, ainsi que la gorge. Le malade, qui n'avait jamais eu de maladie vénérienne antérieure, entra à l'hôpital du Midi le 12 octobre 1868.

On le soumit à un traitement mixte composé de 5 centigrammes de proto-iodure d'hydrargyre et de 1 gramme d'iodure de potassium, pris chaque jour. Outre les plaques muqueuses, il ne tarda pas à se produire, sur les bras et sur les cuisses, de grosses pustules de rupia dont quelques-unes devinrent larges comme une pièce de cinq francs en argent. Elles étaient profondes, douloureuses, et suppuraient abondamment.

Aux plaques muqueuses de la gorge succédèrent bientôt des ulcérations rongeantes accompagnées de troubles dans la voix et d'une gêne de la déglutition telle, que, pendant un mois et demi, le malade ne put se nourrir que d'aliments demi-liquides.

Quand je pris le service, le 17 décembre 1868, cette syphilis grave était en voie d'amélioration; mais beaucoup de pustules suppuraient encore. Le 12 janvier (quatrième mois de la syphilis), elles étaient à peu près guéries, et le malade sortit. Mais il fut pris presque aussitôt d'un point de côté, et, huit jours après, il entra à l'hôpital de la Pitié pour une pleurésie gauche dont il ne fut jamais qu'imparfaitement guéri, et qui devint le signal de la tuberculose pulmonaire dont il est mort.

Pendant cinq semaines, à la Pitié, on lui fit prendre du sirop à l'iodure de potassium.

XII

Après sa sortie de cet hôpital, il revint souvent me consulter; je lui donnai du bi-iodure ioduré, ce qui n'empêcha pas une deuxième éruption pustuleuse de se produire sur les bras et sur les cuisses, vers la fin de mars 1869 (sixième mois et demi de la syphilis); mais, cette fois, la gorge ne fut pas atteinte.

La santé générale de ce malade avait été sérieusement compromise par cette syphilis ulcéreuse et par la pleurésie gauche. Il entra de nouveau dans mon service, où il passa la plus grande partie de l'année 1869. Il n'eut que quelques bons mois, et, vers le 15 septembre de cette année-là (douzième mois de la syphilis), la pharyngopathie revint avec enrouement; elle ne fit que des progrès assez lents. Mais, au bout d'un mois, toute la gorge était rouge et couverte, à l'isthme, sur les parois latérales et vers la paroi postérieure du pharynx, de vastes ulcérations à fond pultacé, d'un gris jaunâtre, qui persistèrent pendant très-longtemps avec des alternatives de mieux et de plus mal.

Notez que cette syphilis, à manifestations multiples très-rapprochées, et toujours ulcéreuses, n'avait pas cessé, depuis l'apparition du chancre, d'être traitée par le mercure, et surtout par l'iodure de potassium, et que la guérison des deux ou trois poussées, dans la première année, n'avait été que temporaire.

La pharyngopathie devenait de plus en plus sérieuse. Voici ce qu'elle était le 10 janvier 1870 (seizième mois de la syphilis, cinquième de la pharyngopathie) : La voix était enrouée, sourde, très-nasonnée, et la déglutition des solides et des liquides pénible et fort douloureuse, avec des irradiations dans l'oreille droite, une sensibilité anormale et de l'empâtement dans la région du cou correspondante. Sur les piliers et la paroi postérieure du pharynx, on apercevait des ulcérations recouvertes de couches pseudo-membraneuses; des lésions de même nature existaient aussi sur toute la face antérieure du voile et la partie postérieure de la voûte palatine. Toute la muqueuse pharyngo-palatine était épaissie, comme infiltrée, et d'un rouge foncé uniforme.

Mais c'est à droite que siégeait la principale altération. Il y avait là, en effet, une vaste perte de substance, à bords taillés à pic, qui se perdait en bas, derrière le pilier postérieur, et qui, en haut, avait rongé et détruit la partie latérale droite du voile du palais dans une hauteur de 1 ou 2 centimètres. La luette était rouge, boursouflée, et semblait adhérer au bord gauche du voile. Salivation abondante, non mercurielle. Douleurs dans le nez, mais sans catarrhe nasal ni lésions osseuses.

L'état général était très-mauvais : amaigrissement, pâleur, perte des forces.

Dans les cheveux, à la nuque et sur le front, on voyait quelques papules plates, comme tuberculeuses, et, sur les bras, de larges plaques psoriasiques.

Le malade continuait à se faire traiter avec le plus grand soin, et on lui administrait toujours, en variant les doses et les préparations, les deux spécifiques, qu'il tolérait du reste parfaitement.

XII

Je suivis très-attentivement toutes les phases de cette pharyngopathie, grave par ses lésions, par les douleurs très-vives qui la provoquaient et qui privaient le malade de sommeil; grave aussi par les troubles fonctionnels qui en étaient la conséquence. Ces phénomènes s'amendèrent peu à peu, mais très-lentement. Je vis des mamelons, des espèces de tubercules se former dans l'épaisseur de la muqueuse pharyngo-palatine, à mesure que les ulcérations se détergeaient de leurs fausses membranes et entraient en voie de cicatrisation.

Quelques-uns de ces tubercules se résorbèrent, d'autres s'ulcérèrent; la réparation se faisait d'un côté, tandis que, sur d'autres points, le travail ulcératif se continuait, etc. Bref, la déformation du voile s'accentuait de plus en plus. L'ouverture de l'isthme était portée à droite, par suite de la destruction d'une partie du voile et d'une partie du pilier de ce côté-là; tandis que, à gauche, le bord libre du voile auquel la luette s'était soudée en partie, contractait des adhérences avec le pilier postérieur, d'un côté, et les parties latérales correspondantes du pharynx.

Vers le milieu de l'année 1870, le processus syphilitique n'était pas encore éteint dans le pharynx; il y était fixé à demeure, et il travaillait sourdement à la désorganisation de la muqueuse pharyngo-palatine. Le malade avait des fausses membranes épaisses dans la plèvre gauche, et la tuberculose pulmonaire se traduisait déjà par des craquements humides aux deux sommets et par ses symptômes habituels.

XIII

Je perdis ce malade de vue pendant la guerre. Quand il revint me voir, en mars 1871 (troisième année et demie de la syphilis), il avait une toux chronique, des sueurs nocturnes, un aspect cachectique, et tous les signes d'une phthisie pulmonaire avancée.

La pharyngopathie n'avait pas cessé. Après beaucoup d'alternatives de mieux et de plus mal, elle s'était de nouveau exaspérée depuis quinze jours. La voix était nasonnée et gutturale. Je constatai l'épaississement du voile et de toute la muqueuse pharyngée. Il semblait que cette membrane était infiltrée d'une sérosité plastique et demi-transparente. Elle avait un aspect scléreux. Elle était, en outre, mamelonnée et, sur plusieurs points, dans *un état indécis d'ulcération et de cicatrisation*. Sur la ligne médiane du voile, il existait une grande fissure non pénétrante ni perforante, circonscrite par deux larges bourrelets granuleux.

La déformation de l'organe était plus accentuée encore que lors de la dernière exploration, et consistait en une large échancrure à droite, et, à gauche, en adhérences anormales de la luette au bord libre du voile, aux piliers gauches et à la paroi correspondante du pharynx.

Je lui conseillai le séjour à la campagne. Il alla à Boulogne-sur-Mer, où il resta longtemps. Je n'avais pas reçu de ses nouvelles depuis plus d'un an, lorsque mon ami et savant collègue, M. le docteur Ernest Besnier, m'apprit qu'il était mort dans son service, à l'hôpital Saint-Louis, en 1874. M. le docteur Homolle, alors interne du service, a eu l'obligeance de m'écrire dernièrement une lettre qui complète ce que j'ai à vous dire, et dont je vais vous lire les principaux passages :

XIV

« . . . . J'ai présenté les pièces provenant de l'autopsie de cet homme à la Société anatomique, et l'observation a été publiée dans les *Bulletins* (1875). Le fait le plus important, dans l'histoire de ce syphilitique, c'est l'altération papillomateuse qu'avait subie toute la muqueuse du palais, de l'isthme, du pharynx et du larynx. Un bon moulage du musée Saint-Louis peut compléter ce que ne rend pas la description.

Le voile du palais n'était pas plus détruit dans les derniers jours (8 février) que lors de l'entrée. La luette, déviée, adhérait au bord libre du voile du côté gauche, qui se portait en dehors et en arrière.

Il y avait fort peu d'ulcérations à proprement parler, mais les bourgeons muriformes et les saillies papillaires de la muqueuse avaient, en quelques points, une apparence érosive.

La déglutition était douloureuse et s'accompagnait de quintes de toux; la voix était rauque, souvent aphone.

A plusieurs reprises, dans les derniers jours, on put croire à l'imminence de l'œdème de la glotte.

Le malade mourut au milieu de la nuit, le 8 février, sans nouveaux accidents.

A l'autopsie, on trouva, outre les lésions qu'il était facile de constater pendant la vie, une altération analogue de la muqueuse des replis aryténo-épiglottiques et de toute la cavité laryngée.

Une excavation tuberculeuse du sommet gauche et des lésions de même nature, quoique moins avancées, du sommet droit, rendaient bien compte des signes de phthisie constatés pendant la vie..... »

« ..... J'avais d'abord interprété ce fait, ajoute M. Homolle, dans le sens de la syphilis, et c'était, si je m'en souviens bien, l'opinion de M. Ernest Besnier. Depuis, une étude plus approfondie m'a conduit à rapprocher ce fait de lésions fort analogues souvent observées chez les tuberculeux. Il y a, en particulier, dans le livre de Turck, sur les maladies du larynx, un dessin qui semble la copie des lésions que présentait le malade de M. Besnier. . . . . Il n'y avait pas de lésions des fosses nasales. »

XV

Cet excellent résumé de l'observation détaillée que M. Homolle a lue à la Société anatomique et qui est insérée dans les *Bulletins* de l'année 1875, vous met au courant de ce qui a eu lieu dans les derniers temps de la vie. La tuberculisation pulmonaire avait fait des progrès; mais c'étaient surtout les lésions de la gorge qui s'étaient aggravées en s'étendant du côté de la cavité laryngienne. Elles étaient bien du reste, au moment de la mort, à peu de chose près ce que je les avais trouvées deux ans auparavant.

Remarquez, en effet, que j'avais constaté, en 1871, des lésions qui présentaient un *caractère scléreux*, avec épaississement général de la muqueuse et une sorte d'*état mamelonné*. C'est ce que M. Homolle désigne sous le nom d'*ulcération papillomateuse*. Je vous disais plus haut, d'après mes notes, que la muqueuse pharyngo-palatine avait un aspect scléreux, qu'elle était, en outre, mamelonnée, et, sur plusieurs points, *dans un état indécis d'ulcération et de cicatrisation*; M. Homolle ne trouva pas d'ulcérations à proprement parler, mais seulement des érosions, etc.

Vous le voyez, nos notes prises à deux ans d'intervalle concordent parfaitement; ce qui prouve bien que, si la pharyngopathie de ce malade s'était étendue, elle n'avait pas changé de nature.

Le point douteux et embarrassant, c'est de déterminer la nature de ces lésions, Il est certain qu'au début, la pharyngopathie était exclusivement syphilitique. Il suffit, je crois, de lire la description que je vous ai donnée des ulcérations de l'isthme, du voile et du pharynx, de leur processus, de leurs ravages sur certains points, des adhérences anormales qui en ont été la conséquence sur d'autres, etc., pour s'en convaincre. Mais, plus tard, quand le malade est devenu décidément tuberculeux, ne s'est-il pas produit dans le pharynx une nouvelle détermination morbide tenant cette fois beaucoup plus de la nouvelle diathèse que de la syphilis?

XVI

Eh bien, je ne serais pas éloigné de le croire. A l'époque où je vis le malade pour la dernière fois, vers la fin de 1871, je fus frappé de la tournure qu'avait prise cette pharyngopathie. Je ne retrouvais pas là les ulcérations caractéristiques de la syphilis. Il me semblait, en outre, que le processus des lésions n'était pas le même; qu'elles avaient quelque chose de plus chronique, de plus tenace, et qu'elles s'immobilisaient dans une fixité sur laquelle l'iodure de potassium n'avait plus aucune prise.

La lettre de M. Homolle que je viens de recevoir, après avoir relu mes notes, confirme mes pressentiments un peu vagues, et j'admets l'interprétation qu'il a si habilement soutenue.

La syphilis n'est pas d'*aussi longue durée* dans ses manifestations pharyngées; elle *détruit ou elle guérit*; et, quand elle a détruit, elle *répare* plus ou moins bien le mal qu'elle a fait. Mais elle ne reste pas, pendant des années, dans un *perpétuel état d'indécision érosive*, surtout à une phase avancée de son évolution, quand elle est devenue constitutionnelle, et que toutes ses manifestations cutanées et muqueuses ont été constamment ulcéreuses.

J'avais pensé, en voyant la transformation qui s'était accomplie dans les lésions du pharynx, que la muqueuse devenait le siége d'une éruption confluente de tubercules, d'une sorte de syphilide tuberculeuse analogue aux groupes de tubercules qu'on observe souvent, à cette période, sur la surface cutanée. Mais une pareille affection ne dure pas deux ou trois ans consécutifs.

La lenteur du processus, beaucoup plus encore que la forme anatomique de la lésion, me portait à penser que cette pharyngopathie, de syphilitique était devenue scrofulo-tuberculeuse.

XVII

Vous me demanderez sans doute comment s'est faite la métamorphose; à quel moment précis et sous quelles influences; quelle a été la part respective qu'y ont prise la syphilis et la tuberculisation; si la première a préparé le terrain à la seconde, ou si la seconde a arrêté dans le pharynx le processus syphilitique qui s'y était établi un mois après l'apparition du chancre, et ne l'avait pour ainsi dire pas quitté pendant trois ans consécutifs; si les deux diathèses se sont contrariées ou se sont aidées en combinant leurs efforts sur le même point; pourquoi le malade est devenu tuberculeux; s'il en faut accuser la syphilis ou si elle n'y est pour rien; enfin, si ce tuberculeux a été atteint de cette grave pharyngopathie, en l'absence de toute détermination syphilitique antérieure sur le pharynx?...

Il m'est impossible de répondre à toutes ces questions; ce que je puis vous dire, c'est que la marche de la syphilis me paraît avoir été *modifiée ou arrêtée* par l'invasion de la diathèse tuberculeuse. A mesure que cette dernière s'aggravait, les manifestations syphilitiques devenaient plus rares et moins graves. Peut-être aussi le traitement, si inefficace qu'il ait été contre les lésions, soit pour les guérir, soit pour les prévenir, avait-il attaqué la maladie constitutionnelle dans son essence même, dans ces forces latentes qu'elle ne met en action que plus tard et à une époque où on la croyait épuisée, etc., etc. Toujours est-il que ce malade est mort par le fait de la tuberculisation et non par celui de la syphilis. Peut-être ne serait-il pas devenu tuberculeux s'il n'avait pas été syphilitique?... Mais il vivrait probablement encore si la tuberculisation ne s'était pas surajoutée, chez lui, à la syphilis.

Encore un mot sur ce malade. Je vous l'ai donné comme un exemple des adhérences qui s'établissent quelquefois, entre le pharynx et le voile, à la suite des ulcérations syphilitiques. Vous pourriez m'objecter qu'on les doit rapporter ici tout autant à la diathèse tuberculeuse qu'à la syphilis, et vous auriez raison, car peut-être les adhérences du voile sont-elles plus fréquentes dans les pharyngopathies scrofuleuses que dans les pharyngopathies syphilitiques.

Mais veuillez vous rappeler qu'elles se sont produites alors qu'il n'était intervenu aucun nouvel élément dans la pharyngopathie, alors qu'elle était incontestablement syphilitique et pure de tout autre alliage diathésique. A cette époque, la tuberculisation pulmonaire était encore problématique. On pouvait la soupçonner, mais non l'affirmer. L'élément scrofulo-tuberculeux qui s'est introduit plus tard dans la pharyngopathie n'a rien changé aux adhérences. Elles sont restées, jusqu'à la mort, telles que la syphilis les avait faites...

Je livre à vos méditations ce cas intéressant, sur lequel nous reviendrons plus tard.

APPENDICE

Pour compléter ce que j'ai dit sur la syphilose pharyngo-nasale, je vais rapporter les cas que j'ai observés, ou que j'ai retrouvés dans mes notes, depuis l'époque où ces leçons ont été faites et publiées.

I

Voici un fait qui permettra de suivre pour ainsi dire pas à pas la formation des adhérences qui s'établissent entre le voile du palais et les parois du pharynx.

Chancre infectant ulcéreux survenu après six semaines d'incubation. — Syphilis caractérisée par une succession de pharyngopathies graves. — La quatrième attaque détruit une partie du voile et de l'isthme à gauche (dix-huitième mois de la syphilis). Pendant la cicatrisation de ces désordres, adhérences de la luette et de la partie gauche du bord libre avec le pharynx.

M. X..., âgé de 35 ans, contracta des chancres infectants qui firent leur apparition le 15 janvier 1875, six semaines après le coït avec une femme publique de Boulogne-sur-Mer. Ces chancres étaient très-ulcéreux, et siégeaient sur la partie inférieure du fourreau, où ils ont laissé de larges cicatrices blanches caractéristiques. Ils durèrent six mois. Pas de traitement au début.

Comme accidents consécutifs, M. X... eut des maux de gorge et des croûtes dans les cheveux. La peau, paraît-il, resta intacte. L'action syphilitique se concentra presque exclusivement sur le pharynx. Il subit une première atteinte de pharyngopathie sérieuse en juin 1875; une deuxième en septembre de la même année; une troisième en février 1876. On le soumit chaque fois à un traitement mercuriel.

En juin 1876 (dix-huitième mois de la syphilis), le pharynx devint malade pour la quatrième fois. Trois mois après, le 1er septembre, M. X... vint me consulter. Je constatai qu'une grande partie du voile du palais, surtout à gauche, était ulcérée et détruite, et qu'une vaste ulcération pultacée existait sur la paroi postérieure du pharynx; destruction de l'amygdale gauche et du pilier postérieur du même côté. La luette, renversée en haut, en arrière et à gauche, adhérait au pharynx. Le voile, très-épaissi et rouge, était presque immobile. La déglutition était très-difficile et douloureuse; les aliments revenaient en partie par le nez. La voix était gutturale et nasonnée. Je cautérisai superficiellement tous les points ulcérés avec un crayon de nitrate d'argent, et je prescrivis de prendre, par jour, quatre cuillerées à bouche du sirop suivant : Bi-iodure d'hydrargyre, 0,12 centigr.; iodure de potassium,

24 gr.; sirop de quinquina, 200 gr.; gargarisme émollient additionné de 10 gr. de borax par litre.

Cinq jours après, il y avait déjà une amélioration considérable. La déglutition était moins pénible, la voix moins nasonnée, le voile moins turgescent et plus mobile. Ausi me fut-il possible de faire une exploration plus complète du pharynx. Je constatai une vaste ulcération sur sa paroi postérieure, un peu à droite, et deux ou trois autres ulcérations plus petites disséminées sur ses parois latérales et postérieure. Elles étaient profondes et taillées à pic. La luette adhérait à la paroi pharyngienne, au-dessus de la grande ulcération. Le tiers postérieur du voile était détruit à droite; son bord libre, à gauche, était également ulcéré. (Cinq cuillerées de bi-iodure ioduré.)

Le 9 septembre (neuvième jour du traitement), toutes les plaies étaient détergées et en pleine voie de cicatrisation; la paroi pharyngienne postérieure et latérale droite paraissait s'être portée en avant, et l'adhérence de la luette s'était élargie du côté de son bord droit; de telle façon qu'il n'existait plus qu'une fente entre le pharynx et le bord droit du voile, et que la communication de la bouche et de la cavité pharyngienne était portée à gauche. Diminution très-notable de la dysphagie et du nasonnement. Le traitement, qui avait déterminé un peu d'iodisme dans les premiers jours, était maintenant très-bien toléré.

Le 13 septembre (treizième jour du traitement), M. X... allait de mieux en mieux. La voix avait perdu presque complétement son timbre nasonné; les aliments ne revenaient plus par le nez. Aucune douleur pendant la déglutition. La cicatrisation, qui marchait avec une rapidité étonnante, avait eu pour résultat de faire adhérer non-seulement la luette et son bord droit, mais aussi tout le côté droit du bord libre du voile avec la paroi postérieure et la paroi droite du pharynx. Ce qui restait des piliers et de l'amygdale de ce côté était en arrière des adhérences et invisible. Une surface unie, sur laquelle on n'apercevait qu'une petite fente, se prolongeait jusqu'au nouvel isthme, lequel était situé entièrement à gauche et constitué par le bord gauche du voile et par les piliers antérieurs et postérieurs de ce même côté.

La santé générale de M. X... avait été fortement ébranlée par cette pharyngopathie. Il avait maigri et perdu ses forces; mais, depuis le traitement, il reprenait à vue d'œil. Il avait surtout un appétit insatiable, une véritable boulimie. Pendant plusieurs semaines il avait pâti, et s'était vu forcé de ne manger que des potages pour toute nourriture.

Le 19 septembre (dix-neuvième jour du traitement), les adhérences de tout le bord droit du voile et de la luette avec le pharynx étaient complètes et sans le moindre hiatus. L'isthme était donc porté tout à fait à gauche et constitué comme il a été dit plus haut. Il n'existait plus aucune ulcération. Le voile était souple et mobile, autant que le lui permettaient les adhérences de toute sa moitié droite. Je fus très-étonné de voir que tous les troubles fonctionnels avaient disparu et que la déglutition et la phonation s'exécutaient aussi bien qu'à l'état normal.

Cet heureux résultat ne me fit point regretter la conduite que j'avais tenue à l'égard des adhérences. Bien qu'elles se fussent formées pour ainsi dire sous mes yeux, je n'avais rien fait pour les arrêter. Du reste, j'en aurais été fort empêché. Comment maintenir constamment le voile éloigné du pharynx? Aurait-il suffi de les rompre chaque jour? Ne se seraient-elles pas rétablies dans les vingt-quatre heures? Et puis, quand un voile du palais est devenu le siége d'une inflammation ulcéreuse aussi vive que celle qui existait chez ce malade, il ne serait peut-être pas prudent de le brutaliser, de peur d'augmenter les pertes de substance ou de produire des déchirures dans son tissu ramolli. Je m'en suis donc tenu au traitement interne mixte. Il a été poussé vigoureusement et a produit des effets curatifs aussi rapides qu'on le peut souhaiter, puisque, en 19 jours, cette grave pharyngopathie était guérie, non-seulement dans ses lésions, mais aussi dans les troubles fonctionnels qui en avaient été la conséquence. On ne peut expliquer ce retour de la phonation et de la déglutition à leur fonctionnement normal que par une augmentation dans l'amplitude des contractions du pharynx, par une adaptation de la base de la langue à ce nouvel état de choses, et une plus grande énergie dans le jeu de cette portion du voile qui est restée libre de toute adhérence. Les considérations physiologiques que j'ai exposées sur ce sujet, dans ma première leçon, trouveront ici leur application, et j'y reviendrai à propos de quelques autres cas.

Dès que je vis commencer la cicatrisation, je diminuai progressivement la quantité de sirop que je faisis prendre chaque jour, et je continuai de cautériser très-superficiellement les parties ulcérées. Je conseillai de continuer le traitement interne pendant deux ou trois semaines. J'espère qu'il n'est pas survenu de nouveaux accidents du côté du pharynx, car je n'ai pas revu M. X... depuis le mois de septembre 1876.

II

Syphilis grave ayant entraîné, avant la fin de sa deuxième année, une large perforation de la voûte palatine osseuse. Attaques successives de pharyngopathies : adhérences complètes du voile du palais avec les parois latérale et postérieure du pharynx. — Pendant treize ans, accidents divers. — Syphilides ulcéreuses. — Inutilité des traitements spécifiques et thermaux. En dernier lieu, syphilide ulcéreuse profonde et étendue de la face rapidement guérie, etc.

En juillet 1876, un monsieur, âgé de 42 ans, me fut adressé par un confrère de province pour se faire traiter, dans les chambres payantes de mon service, d'une syphilide épouvantable de la face, qui avait ulcéré une partie du nez et tout le pourtour des lèvres. Il avait une syphilis des plus graves et comme on en voit peu aujourd'hui. Elle datait de l'année 1864 et avait débuté par quelques chancres infectants qui n'avaient point présenté une gravité exceptionnelle. Néanmoins, dès l'année suivante, il survint un tubercule de l'aile droite du nez qui s'ulcéra et occasionna une perte de substance. Des ulcérations profondes se produisirent aussi dans la gorge et furent traitées par M. Cullerier. La santé générale avait été très-ébranlée par cette vérole maligne. Le malade était découragé; il se désespéra en voyant qu'il ne guérissait pas promptement, et je crois qu'il suivit assez mal le traitement qui lui fut indiqué. Toujours est-il, qu'à la suite de cette pharyngopathie, il fut réduit pendant longtemps à ne manger que du laitage, et il perdit un fragment d'os de la voûte et du nez, moins d'un an après le début de sa vérole.

En 1866, la pharyngopathie s'aggrava, et l'état général devint de plus en plus mauvais. Le malade passa plusieurs mois à Luchon; on lui fit subir au complet le traitement thermal; il prit du mercure, de l'iodure de potassium; sa santé se rétablit un peu, mais la voûte palatine ne s'en perfora pas moins largement vers sa partie moyenne.

Le mieux ne se maintint pas longtemps. De nouveaux accidents se reproduisirent du côté de la gorge pendant les années 1867, 68, 69, et, en 1870, il lui survint une rhinopathie syphilitique. Il revint plusieurs fois à Luchon, suivit tous les modes de traitement spécifique, sans parvenir à enrayer ce processus fatal de la maladie constitutionnelle qui s'attaquait, dans toutes ses poussées, à la voûte du palais et au nez.

En 1871, il y eut une recrudescence dans les atteintes : la peau se couvrit, principalement sur la face et le cuir chevelu, d'énormes boutons qui s'ulcérèrent et furent très-longs à guérir. En 1872, 73 et 74, il eut diverses variétés de syphilides ulcéreuses. En 1875, de nouveaux boutons ulcéreux poussèrent sur la figure. Le malade abandonna Luchon pour Aulus, où il passa 70 jours, prenant en moyenne 15 verres d'eau minérale par jour, de la liqueur de Van Swieten le matin, et de l'iodure de potassium le soir. Sous l'influence de ce traitement énergique, les syphilides du corps et des membres se cicatrisèrent; mais celles de la face persistèrent, ou du moins ne furent qu'imparfaitement guéries.

Dans les premiers mois de l'année 1876 (troisième année de la syphilis), la syphilide ulcéreuse qui s'était concentrée sur la face fit de rapides progrès qu'aucun traitement ne put arrêter. L'état général devint mauvais; l'appétit et le sommeil se perdirent. On soumit le malade à une alimentation composée exclusivement de lait de chèvre, et on lui fit prendre de l'arséniate de soude.

Après six semaines de ce régime sans résultat, toutes les plaies de la face étaient à vif et douloureuses. C'est alors, 5 juillet, que M. X... entra dans mon service. Toutes les lèvres, tout le menton, les ailes du nez, une partie des joues, ne formaient qu'une vaste ulcération, à bords taillés à pic, à fond d'un rouge sombre, pultacé, sécrétant un pus séro-sanguinolent; grande gêne de la déglutition, causée par des ulcérations qui s'étaient développées sur la voûte palatine.

Au point de vue qui nous occupe, les lésions pharyngo-nasales étaient des plus curieuses. Le voile du palais adhérait dans toutes ses parties aux parois latérale et postérieure du pharynx. Il continuait la courbe de la voûte osseuse, et s'inclinait obliquement en arrière et en bas. C'était un véritable diaphragme qui coupait en deux le canal pharyngien. Toute communication eût donc été interrompue entre la bouche, les narines et les arrière-narines, comme chez le malade dont j'ai rapporté l'observation (leçon IV, p. 23), s'il n'avait existé la perforation de la voûte osseuse qui s'était faite en 1866. Cette perforation commençait au voisinage du voile en arrière. Elle était située sur la ligne médiane, présentait une forme régulièrement ovalaire, et mesurait 5 centimètres d'avant en arrière et 2 et demi latéralement. Les bords étaient couverts d'ulcérations taillées à pic. La cloison des fosses nasales était détruite dans sa partie inférieure. A travers ce large hiatus de la voûte osseuse, on apercevait une très-profonde cavité anfractueuse, avec diverticulum à gauche; il semblait aussi qu'on distinguait le pilier postérieur de ce côté. Cette cavité n'était autre chose que les arrière-narines; ses parois, d'un rouge sombre, étaient ulcérées. Voix excessivement nasonnée, au point d'être parfois incompréhensible. — Douleur dans la profondeur de la narine droite, avec un peu de tuméfaction en dehors sur la joue. — Sécrétions nasales purulentes et abondantes.

Avec de pareilles lésions, on doit bien supposer que l'état général n'était rien moins que satisfaisant. J'instituai pourtant, dès le début, une médication très-énergique, composée de cinq ou six cuillerées à bouche de sirop de bi-iodure fortement ioduré, et je fis recouvrir l'immense plaie des lèvres et des joues, préalablement détergée, avec une couche épaisse de la pommade suivante : parties égales d'onguent napolitain et de masse emplastique de Vigo hydrargyrisée; par-dessus, on appliqua une feuille de baudruche, dont les bords furent fixés avec du collodion.

Le malade m'ayant paru débilité par sa grave affection, et aussi par l'insuffisance de l'alimentation, je le soumis au régime le plus tonique. Comme il avalait très-difficilement, on le nourrit de potages auxquels on mêlait de la viande hachée. On lui fit toutes sortes de bouillies, qu'on rendait aussi nourrissantes que possible par l'addition de viandes crues ou saignantes. On lui donna aussi du vin vieux et du lait à discrétion. Les fonctions digestives étaient excellentes, et ce régime fut admirablement toléré, ainsi que la médication. On renouvelait le pansement tous les jours ou tous les deux jours. Au bout d'une semaine, toutes les plaies changèrent d'aspect : leurs bords s'affaissèrent, pendant que leur fond se relevait près des bords, et des îlots de cicatrisation se montrèrent partout. En même temps, l'état général s'améliorait d'une manière continue. La guérison marchait à vue d'œil; et ce malade, qui était entré, le 5 juillet, dans un état si pitoyable, sortait à peu près guéri le 29 du même mois.

Je le revis plus tard, à diverses reprises. Par suite de la rétraction cicatricielle, les deux lèvres étaient un peu renversées en dehors. Dans les premiers jours du mois d'août, toutes les ulcérations du pourtour de l'hiatus palatin n'étaient pas encore cicatrisées; mais la déglutition se faisait beaucoup plus facilement, à la condition de n'avaler que de petites bouchées.

La médication spécifique, qui avait été si bien tolérée, fut continuée pendant quelques semaines. Le malade voulait se faire faire un obturateur; mais l'ulcération des lèvres de l'hiatus ne le permit pas. Je n'ai pas eu de ses nouvelles depuis le mois de septembre. J'espère qu'il n'y a eu aucune récidive (1).

Voilà bien un exemple d'une syphilis maligne, ou du moins d'une syphilis des plus graves. Elle l'a été non-seulement par la nature ulcéreuse et destructive de ses manifestations, mais encore par leur déplorable tendance à se reproduire pendant treize ans, malgré les médicaments spécifiques et les traitements thermaux. Le succès inespéré obtenu en dernier lieu contre la syphilide rongeante de la face et la pharyngopathie doit-elle nous faire supposer que la maladie est arrivée à son terme, qu'elle a épuisé son action dans ses redoutables accidents? C'est une question que l'avenir seul peut résoudre.

Je veux appeler l'attention principalement sur les adhérences du voile du palais. Il est rare qu'on les trouve aussi complètes. Ce cas, avec celui que j'ai rapporté à la fin de la troisième leçon, en est un exemple des plus remarquables qu'on puisse voir. Le voile était intact et soudé d'une façon si régulière au pharynx, qu'on ne distinguait presque aucune ligne de démarcation entre ces deux organes.

Mais la différence entre ce cas et l'autre, c'est qu'ici il y avait une vaste perforation de la voûte. Quand elle sera fermée avec un obturateur, le malade se trouvera tout à fait dans les mêmes conditions que celui dont j'ai donné l'histoire, en l'accompagnant de considérations physiologiques auxquelles je renvoie. Il est clair que cet obturateur ne sera pas sans inconvénient, mais remédiera au nasonnement de la voix, et rendra la déglutition beaucoup moins difficile.

III

Voici un autre cas d'adhérences, mais d'adhérences partielles, limitées, comme dans la première observation, à un seul côté du voile :

(1) En avril 1877, aucune rechute ne s'était produite, et le malade allait aussi bien que possible.

Syphilis contractée à l'âge de 20 ans; accidents consécutifs bénins et traités méthodiquement. Dix ans après leur guérison, attaque d'aliénation mentale ne paraissant avoir aucun rapport avec la syphilis. Au bout de vingt ans, pharyngopathie syphilitique grave. Destruction, du côté droit, de l'isthme et du pharynx. — Large perforation du voile au voisinage de la luette. — Adhérences de tout le côté gauche de l'organe, au côté gauche de l'isthme. — Peu de troubles fonctionnels.

M. B..., passementier, âgé de 43 ans, entra récemment dans mon service, salle 7, n° 11, à cause du mauvais état de sa santé générale, plutôt que pour se faire traiter de manifestations syphilitiques en activité. Cet homme, en effet, était pâle, amaigri, et il avait, dans toute son attitude, quelque chose de singulier. Il me raconta que, à l'âge de 20 ans, il avait contracté un chancre infectant, suivi de roséole, de laryngopathie et de divers accidents syphilitiques, dont il avait été soigné à l'hôpital Saint-Louis par M. Bazin, avec des pilules de proto-iodure d'hydrargyre. Plus tard, il eut quelques plaques muqueuses qui disparurent sans médication spécifique.

Pendant dix ans, il jouit d'une bonne santé; mais, à partir de l'âge de 32 ans, il devint sujet à des étourdissements, à des maux de tête, à des absences et autres symptômes cérébraux vagues qui durèrent pendant plusieurs années et aboutirent à un accès d'aliénation mentale. Il fut d'abord placé à Sainte-Anne, puis à l'Asile de Vaucluse, où il est resté deux ans. Il perdit connaissance dès le début de cette attaque et ne la recouvra que six mois après. Il n'a jamais eu de paralysie. A cette époque, il n'avait aucun accident syphilitique. Il n'a jamais existé, paraît-il, d'aliénés dans sa famille. Son père était scrofuleux. Il n'a pas d'habitudes alcooliques. Bref, il est assez difficile de déterminer les causes de cette aliénation; autant que j'ai pu en juger d'après son récit fort incomplet, la syphilis n'y a eu aucune part. Il est marié et n'a pas eu d'enfants.

On aurait pu croire que cette syphilis, légère au début et bien soignée, et qui était restée silencieuse pendant si longtemps, avait dit son dernier mot dès le début. Pourtant, sans cause appréciable, en juin 1875, vingt ans juste après l'apparition du chancre, le malade fut pris tout à coup de violents maux de gorge. Il resta sans se soigner jusqu'au mois de septembre, ne se doutant pas que des lésions très-graves se produisaient dans la gorge. Il en était averti cependant par les douleurs cruelles qu'il éprouvait en avalant. Il rendait aussi des boissons par le nez.

Il entra en septembre 1875 dans la troisième division de l'hôpital du Midi. A cette époque, son voile du palais était entièrement perforé; on le soumit à l'usage de l'iodure de potassium. Il sortit au bout de sept semaines. Depuis cette époque, il n'est pas retombé malade et n'a suivi aucun traitement.

Lors de son entrée dans mon service, le 24 janvier 1877, je constatai l'état suivant : amaigrissement, pâleur avec une teinte un peu cachectique. Cependant la santé générale n'est pas mauvaise. Il n'existe, sur la peau ni ailleurs, aucune trace de manifestations syphilitiques en voie d'activité. C'est dans la gorge seulement que la maladie constitutionnelle a sévi de façon à laisser des désordres irréparables.

La face antérieure du voile du palais est creusée d'une large cicatrice à bords irréguliers; en outre de cette cicatrice existe une ouverture à peu près circulaire qui mesure environ 1 1/2 cent. à 2 cent. de diamètre. Elle est placée sur la ligne médiane au-dessus de la luette, et n'est séparée du bord droit du voile que par une mince languette. La partie gauche de ce bord libre, dans toute son étendue, est soudée intimement au pilier antérieur correspondant, ce qui porte tout le voile de ce côté-là, et lui fait subir une déviation oblique de haut en bas et de droite à gauche. La moitié droite du bord libre est fortement échancrée; en ce point, le voile a subi une perte considérable de substance. L'amygdale et les deux piliers du côté droit ont été détruits et remplacés par une large surface cicatricielle qui se prolonge jusque sur la face postérieure du pharynx. Cette surface est unie par places; sur d'autres parties, elle est entrecoupée de brides et de saillies irrégulièrement disposées. Comme vestiges de l'isthme, il n'existe que deux minces colonnes entièrement détachées de la paroi pharyngienne, sauf à leurs deux extrémités. L'une de ces colonnes a 3 ou 4 centim. de longueur, l'autre 1 ou 2. J'ai pensé que c'étaient les débris des deux piliers. Elles se détachent en rose sur le fond opalin et couturé des cicatrices pharyngiennes. Il en résulte une vague ressemblance avec la paroi interne des ventricules du cœur. Le voile est intact dans tous ses autres points. Il y a longtemps que toute action morbide est éteinte dans ces parties; elles sont souples, mobiles, rosées, et on n'y découvre aucune lésion récente.

La mobilité du voile est plus considérable que ne le laisseraient supposer les adhérences de son bord gauche. A travers la perforation qui occupe la base de la luette, on voit le jeu des muscles du pharynx. Ils ne paraissent exister qu'à gauche. Là ils forment un rideau qui s'avance jusqu'à la ligne médiane dans certains mouvements, qui embrasse le voile, supplée en grande partie à son insuffisance, et obture à peu près la perforation. Mais l'hiatus du nouvel isthme reste béant du côté droit, parce que la moité droite des muscles pharyngiens a été détruite et convertie en tissu cicatriciel. Si cette moitié droite était contractile comme la gauche, le rideau pharyngien serait complet dans les grands mouvements, et remédierait d'une façon complète aux troubles fonctionnels qu'entraînent l'adhérence et la perforation du voile.

Ces troubles fonctionnels consistent en un nasonnement assez prononcé. L'habitude a fini par rendre la déglutition passable; cependant quelques parcelles du bol alimentaire s'égarent quelquefois dans le nez. *L'air ne peut être retenu dans les fosses nasales, les narines étant fermées et la bouche ouverte. Il est à peu près retenu dans la bouche, les narines restant ouvertes.*

Considérations physiologiques. — Ce sont là deux épreuves, très-faciles, que je fais toujours subir aux malades affectés de lésions du voile ou de la voûte palatine, pour m'assurer si les communications anormales existent d'une manière permanente, où si elles ne sont pas obturées par le jeu réciproque du voile du palais, de la langue et des muscles pharyngiens.

Que se passe-t-il lorsqu'on fait effort pour souffler par les narines fermées, la bouche étant ouverte? Il arrive que les piliers antérieurs se contractent, le voile du palais s'abaisse, se tend et s'applique étroitement sur la base de la langue, qui elle, au contraire, se relève et va au devant du voile. L'isthme se trouve donc ainsi hermétiquement fermé; toute communication est interrompue entre la cavité buccale et le canal pharyngien. La colonne d'air, faisant effort pour sortir par les narines fermées, contribue, dans l'expérience que je décris, à l'abaissement du voile, à son application sur la base de la langue. Eh bien, s'il y avait une perforation de la voûte osseuse, ou une perforation du voile en un point rapproché de cette voûte, l'air ne pourrait pas être ainsi retenu dans le canal naso-pharyngien. Cela est facile à comprendre. Mais lorsque la perforation du voile du palais est située près de son bord libre, l'obturation a lieu. Elle a lieu par suite de l'application de sa moitié inférieure sur la base de la langue, qui se relève énergiquement.

Pendant la contre-épreuve, c'est-à-dire lorsqu'on dit au malade de retenir l'air dans sa bouche, les lèvres étant fermées et les narines ouvertes, c'est l'inverse qui se produit dans les mouvements du voile et de toutes les parties contractiles de l'isthme. Les piliers postérieurs se contractent, se rapprochent et forment une sorte de rideau derrière le voile. Celui-ci se relève énergiquement et s'applique sur les parois latérale et postérieure du pharynx qui entrent en jeu, elles aussi, vont au-devant de lui et l'embrassent pour ainsi dire. En même temps, la base de la langue s'abaisse. Il en résulte que toute communication entre la cavité buccale et les fosses nasales par l'intermédiaire des arrière-narines est interrompue, tandis que la communication entre la bouche, le pharynx et le larynx est largement ouverte. Il est clair que s'il existait une perforation de la voûte osseuse, ou d'une partie du voile voisine de cette voûte, l'air ne pourrait pas être retenu dans la bouche; il passerait dans les fosses nasales. Mais si cette perforation siégeait sur le tiers, ou même la moitié inférieure du voile, il serait fort possible qu'elle fût obturée. Elle le serait par les piliers postérieurs et par les muscles du pharynx qui s'appliquent sur le voile et l'embrassent si étroitement. Il n'est pas douteux que leur mouvement dans ce sens s'exagère, lorsqu'il devient nécessaire de remédier à un trouble fonctionnel provenant d'une lésion du voile, etc. C'est ce qui explique comment certaines lésions de cet organe, telles que perte de la luette et de sa base, échancrure et déchiqueture de son bord libre, perforations petites ou larges de son tiers inférieur, déviations de son axe et de ses faces, par des adhérences peuvent, contrairement à ce qu'on aurait été tenté de croire au premier abord, ne causer que des troubles fonctionnels insignifiants du côté de la phonation et de la déglutition, et même n'en pas causer du tout.

L'acte par lequel nous retenons l'air dans la bouche, avec plus ou moins d'efforts, les narines restant ouvertes, est un des actes les plus usuels. Il a lieu dans la phonation avec toutes les nuances de pression et autres changements dans la colonne d'air laryngo-pharyngo-buccale, qu'exige l'accomplissement de cette fonction. L'action de siffler, de souffler, de jouer des instruments à vent, exige le redressement du voile, la contraction des muscles du pharynx et l'absence de toute communication entre la bouche et les narines. Il est donc très-important, au point de vue fonctionnel que, pendant ces actes divers, les lésions du voile du palais, qui ont compromis son intégrité, soient palliées par son énergie contractile et surtout par celle des piliers et du pharynx.

J'ai publié plusieurs faits qui sont de nature à faire comprendre les considérations physiologiques dans lesquelles je viens d'entrer. J'en donnerai d'autres qui compléteront ce que j'ai à dire sur cette importante question.

Le pronostic des lésions du voile varie donc dans de très-larges limites, non pas seulement d'après l'étendue des lésions, mais surtout d'après le siége qu'elles occupent. Une petite perforation au voisinage de son bord adhérent est beaucoup plus grave que la perte de la luette, qu'un pertuis de plusieurs centimètres de diamètre près de son bord libre, que les adhérences d'un de ses côtés, etc., etc.

Comme annexe de ce fait, voici une note recueillie à ma consultation. On y verra non plus la lésion accomplie, mais la lésion en voie de se faire, et cette lésion, après sa guérison, a dû laisser des désordres comparables à ceux de l'observation qu'on vient de lire.

A ma consultation du 2 avril 1875, un homme, âgé de 31 ans, se présenta pour se faire soigner d'un mal de gorge syphilitique. Il avait contracté la syphilis onze ans auparavant, à l'âge de 20 ans. Quoique l'accident primitif eût été léger, ses suites avaient été sérieuses. En effet, en 1866, 1867, il lui survint des ulcérations sur différentes parties du corps; en 1871, il en eut sur le nez. On lui fit suivre à diverses reprises un traitement spécifique.

Vers le milieu de mars 1875, apparition de deux ou trois boutons sur le côté gauche de l'isthme et du voile du palais. Ils s'ulcérèrent rapidement, et, le 2 avril, il existait déjà une grande perte de substance portant principalement sur le pilier antérieur du voile du palais. Tout autour s'était produite une vaste infiltration gommeuse qui s'était fondue en partie. Il en était résulté une excavation irrégulière, au-dessus de laquelle était jetée, en manière de pont, un lambeau de la muqueuse gutturale, détachée des parties sous-jacentes (1).

IV

Syphilis légère contractée en 1865. — Traitement spécifique pendant un an. — En 1870, maux de tête chroniques et nocturnes. — En 1872, rhinopathie syphilitique avec expulsion de fragments osseux nécrosés et ozène. Depuis, plusieurs attaques de syphilose pharyngo-nasale. — En 1876, perforation rapide de la partie supérieure du voile par suite de la fonte d'un tubercule. — Guérison en trois semaines.

M. X..., 30 ans, journalier, d'une bonne santé habituelle, contracta un chancre infectant en 1865; il fut suivi de roséole et de plaques muqueuses qui se reproduisirent pendant deux ou trois ans. On le traita à l'hôpital du Midi pour ces accidents; il prit, la première année, environ 300 pilules mercurielles.

Il n'eut aucune nouvelle manifestation syphilitique jusqu'à l'époque de la guerre. En 1870, étant au camp de Châlons, vers le mois d'août (cinq ou sixième année de la syphilis), il fut pris de douleurs de tête très-fortes, surtout pendant la nuit, qui persistèrent longtemps, se reproduisirent et durèrent environ un an et demi ou deux ans.

En 1872 (septième année de la syphilis), il éprouva pour la première fois de l'enchifrènement; puis il moucha plusieurs fragments d'os nécrosés, et, au bout de dix ou douze mois, cette rhinopathie syphilitique entraîna l'aplatissement de la portion osseuse du nez. On lui fit prendre quatre bouteilles de sirop de Gibert.

Depuis lors, il a toujours souffert soit du nez, soit de la gorge; sa voix est restée nasonnée, et il a eu de l'ozène.

Au commencement de décembre 1876, il a éprouvé une difficulté plus grande pour avaler; le nez est devenu plus douloureux, et le nasonnement et l'ozène ont augmenté.

Quand ce malade vint me consulter, le 29 décembre 1876 (onzième année de la syphilis), je constatai une large perforation de la cloison et un aplatissement général du nez, de l'ozène, et tous les symptômes d'une rhinopathie syphilitique en activité.

Il existait en outre des lésions graves du côté du voile du palais. Depuis quelques jours, en effet, une perforation grosse comme un pois s'était produite sur lui, tout près de son insertion sur la voûte osseuse, un peu à droite de la ligne médiane. Cette perforation, faite comme à l'emporte-pièce, était entourée d'une large zone inflammatoire; tout le voile était épaissi, tendu et un peu immobile. Quand le malade essayait de retenir l'air, dans sa bouche fermée, il en passait un peu dans les

(1) Je n'ai pas revu ce malade.

fosses nasales. C'est ce qui avait lieu aussi dans l'action de siffler. Mais l'inverse ne se produisait pas; l'air retenu dans les fosses nasales pendant que les narines étaient bouchées, ne passait pas dans sa bouche. Cette particularité trouvait son explication dans le fait suivant : sans aucun doute l'hiatus faisait communiquer la bouche avec les arrière-narines; mais il les faisait communiquer par un trajet qui devenait tortueux dans l'épaisseur du voile et s'insinuait sous sa muqueuse supérieure, de telle sorte qu'en haut le pertuis ne correspondait pas directement à celui qu'on voyait sur la face inférieure. Qu'en résultait-il? C'est que la pression de l'air, quand on faisait effort pour le retenir dans les fosses nasales bouchées, appliquait l'une contre l'autre les parois de ce trajet, en le comprimant de haut en bas. Le même effet ne se pouvait pas produire lorsque l'air était retenu dans la bouche fermée; il écartait, au contraire, les parois du trajet, et filtrait de la cavité buccale dans les fosses nasales en produisant un petit sifflement.

Je crois que si cette petite perforation du voile avait existé seule, elle n'aurait pas suffi pour donner à la voix un timbre nasonné. Le nasonnement tenait à la rhinopathie. Il s'écoulait du nez des mucosités sanguinolentes à odeur infecte. Le larynx avait été aussi un peu touché; il était douloureux à la pression vers son extrémité supérieure. Je prescrivis 6 grammes d'iodure de potassium à prendre par jour.

Peu à peu, sous l'influence de ce spécifique, la tension, le gonflement et la rougeur du voile diminuèrent. La perforation ne s'agrandit pas et perdit son mauvais aspect pultacé pour prendre une teinte rosée. Je la cautérisai alors avec le crayon de nitrate d'argent; puis je la fis badigeonner une fois par jour avec de la teinture d'iode. Au bout de quinze jours, la communication n'avait plus lieu entre la bouche et les arrière-narines, comme on pouvait s'en assurer en faisant retenir l'air dans la bouche fermée. Il n'en filtrait plus du tout au-dessus. Le voile avait récupéré presque toute sa mobilité. La rhinopathie était aussi en voie d'amélioration, ainsi que le larynx.

Vers la fin de janvier, le malade allait beaucoup mieux. La perforation n'était pas encore bouchée en avant; mais son diamètre se rétrécissait, et il n'est pas douteux qu'elle va se cicatriser.

Il paraît qu'il s'en était produit une à peu près semblable l'année précédente et qu'elle avait été guérie au bout de quelques semaines.

La diathèse, dont les manifestations se concentrent depuis quatre ou cinq ans sur le nez et sur la gorge va-t-elle abandonner cette région et s'éteindre, ou produira-t-elle encore de nouvelles lésions? C'est une question de pronostic qu'il est fort diffi- de résoudre. Je ferai remarquer que, depuis les premiers accidents consécutifs du côté de la peau et des muqueuses, il n'est survenu aucun autre accident que ceux qui se sont localisés sur le nez, puis sur le voile du palais.

V

Les perforations du voile du palais, alors même qu'elles sont larges et situées au voisinage de son insertion sur la voûte, peuvent se guérir et se fermer complétement, ainsi que le prouve le fait suivant :

Syphilis légère dans ses premières phases et régulièrement traitée. — Au bout de onze ans, syphilose palatine, avec large déformation du voile dans sa partie supérieure. — Guérison. — Persistance d'une cicatrice au voisinage de l'insertion du voile. — Aucun trouble fonctionnel.

Une dame, qui vint me consulter en avril 1876, avait eu un chancre infectant treize ans auparavant, à l'âge de 20 ans. Il fut suivi de roséole, de plaques muqueuses, de maux de gorge pendant plus d'une année. Cette syphilis fut traitée par des spécifiques tant que se reproduisirent ses manifestations.

La santé de cette dame avait toujours été excellente depuis la guérison des premières poussées, lorsque, en 1874 (onzième année de la syphilis), il lui survint, à la suite d'un refroidissement et sans maux de tête prémonitoires, une violente angine qui détermina une perforation du voile du palais et fut suivie d'un nasonnement très-prononcé.

Elle quitta la province qu'elle habite pour venir se faire traiter à Paris. On lui fit prendre de l'iodure de potassium et elle fut guérie en quelques semaines.

Depuis la guérison de cette syphilose du voile, Mme X... n'a eu aucune nouvelle manifestation syphilitique. Elle est d'un embonpoint considérable qui augmente tous les jours et a très-bonne mine, quoiqu'elle se dise dyspeptique et anémique. Elle est mariée, mais sans enfants.

Voici quel était l'état du voile du palais quand je l'examinai : Il ne présentait aucune trace de processus syphilitique récent; sa mobilité était parfaite, sa coloration et sa souplesse normales. Il existait sur le côté gauche, au niveau de son insertion, un petit pertuis du diamètre d'une tête d'épingle ordinaire. On ne pouvait faire passer un stylet à travers l'épaisseur du voile. Aussi la perforation de part en part était-elle douteuse. L'air était retenu dans la bouche fermée. Il n'en passait pas du tout dans les narines. La voix avait son timbre normal.

Eh bien, il paraît que cette ouverture du voile laissait passer autrefois les aliments et les boissons; qu'elle avait au moins 1 1/2 à 2 centimètres de diamètre, et qu'on la pansait avec une grosse mèche imbibée de vin aromatique. C'est seulement quand cette grosse mèche obturait la perforation que la voix perdait son caractère nasonné. Le voile du palais semble plus court à gauche qu'à droite.

C'est là certainement un bel exemple de guérison. Au bord supérieur du voile, la tension des tissus est plus grande que dans sa partie moyenne, et surtout que dans sa partie inférieure. Les bords des solutions de continuité ont plus de peine à se mettre en contact. Aussi y a-t-il plus de chance pour que les perforations y restent permanentes. Ici, la cicatrisation s'est faite entre la moitié supérieure et la moitié inférieure du cercle de la perforation. C'est ce qui explique pourquoi le voile est plus court de ce côté que de l'autre. Cette légère perforation ne gêne, du reste, en rien son fonctionnement.

VI

J'ai dit qu'il était quelquefois difficile d'affirmer si une perforation du voile du palais était syphilitique ou si elle provenait d'une lésion commune, telle qu'une folliculite phlegmoneuse, etc. De pareils cas se rencontrent rarement. En voici un néanmoins où le doute sur la cause diathésique de la lésion peut être permis :

Perforation du voile du palais, au voisinage de son bord libre, survenue vingt-six ans après un chancre de nature douteuse, non suivi d'accidents constitutionnels. — Fistule consécutive. — Aucun trouble fonctionnel.

M. X..., âgé de 48 ans, fut pris, en 1875, de douleurs musculaires très-pénibles dans tous les membres, qui gênaient les mouvements des bras et des jambes, et n'étaient pas plus prononcées la nuit que le jour. M. X... les attribuait à un refroidissement qu'il avait subi, le 1er janvier de cette année-là, le jour du verglas.

Comme antécédent vénérien, M. X... n'avait eu qu'un chancre, à l'âge de 22 ans, et ce chancre n'avait été suivi ni de roséole, ni de plaques muqueuses, ni d'aucun accident syphilitique; on n'avait institué aucun traitement interne. Sa santé avait toujours été bonne. Il avait souffert de furoncles en 1862.

Pour combattre ses douleurs rhumatismales, M. X... alla prendre les eaux d'Aix en Savoie. Au bout de cinq jours de traitement thermal, il ne souffrait presque plus, et les mouvements étaient revenus presque à leur état normal. Il buvait en même temps de l'eau de Chelles.

A peine était-il débarrassé de ses douleurs, que la langue se tuméfia considérablement, au point de gêner toutes les fonctions buccales; puis la gorge se prit, et le lendemain, en l'examinant, M. X... fut tout étonné de constater une ulcération perforante du voile du palais. Ce processus glosso-pharyngien n'avait duré que quatre ou cinq jours.

Le médecin des eaux fit des cautérisations avec le nitrate d'argent dans la perforation palatine, sans se prononcer sur la nature de l'affection. Un médecin, consulté à Paris, déclara que la lésion palatine était syphilitique, et fit donner du sirop de biiodure ioduré.

La guérison aurait eu lieu quinze jours après le début du mal de gorge. Cette ulcération siégeait au-dessus du bord libre du voile, à gauche. Elle avait environ un centimètre de diamètre, et perforait le voile de part en part. Jamais de nasonnement. Avant d'aller à Aix, M. X... avait un catarrhe nasal, sans ozène.

Quand ce malade vint me consulter, le 4 avril 1876, sa voix était parfaite. L'isthme du gosier ne présentait aucune perte de substance ni aucune déformation. Le voile avait toute sa souplesse et toute sa mobilité, et ne présentait, comme trace de la lésion ancienne, qu'une perforation en boutonnière de 1 centimètre de longueur, siégeant à gauche, près du bord libre. L'air pouvait être retenu dans la bouche et dans les narines, sans passer à travers cette fente. Il n'y avait aucun trouble fonctionnel de la phonation et de la déglutition.

Santé générale excellente. Aucun vestige d'accident syphilitique, ancien ou récent, sur toutes les parties du corps accessibles à l'exploration. Vie calme et sobre. M. X... se maria deux ans après avoir contracté le chancre dont il a été question plus haut. Il a eu deux enfants qui n'ont jamais rien présenté de syphilitique. Sur sa langue existent quelques minces plaques de psoriasis, quoiqu'il ne fume pas. Le traitement hydrargique et ioduré n'a été suivi que quelques jours.

Cette singulière lésion du voile du palais, survenue vingt-six ans après un chancre non suivi d'accidents constitutionnels, a été remarquable par la rapidité de sa marche, la brusquerie de son début, et le peu de temps qu'elle a mis à se guérir. Elle n'a pas duré, par le fait, plus longtemps qu'une angine phlegmoneuse commune, et n'a été précédée ni accompagnée de quoi que ce soit qui ressemble de près ou de loin à une manifestation syphilitique. Aussi serais-je porté à penser qu'il s'agissait, dans ce cas, d'une staphilite folliculeuse, d'un petit abcès circonscrit acnéiforme ; enfin, d'une lésion autre qu'un tubercule syphilitique. Si foudroyante que puisse être la marche d'un tubercule syphilitique, je crois qu'elle l'est moins qu'ici dans la majorité des cas. Quoi qu'il en soit, cette perforation palatine n'a entraîné aucun inconvénient, parce qu'elle est située près du bord libre du voile. Elle se trouve isolée entre un passé de vingt-six ans, exempt de toute manifestation syphilitique, et un avenir qui n'en paraît point menacé. Elle est donc aussi bénigne que possible.

Il est probable que, si j'avais eu à la soigner alors qu'elle s'est produite, j'aurais conseillé un traitement spécifique. L'incertitude du diagnostic ne m'en aurait pas empêché. Quel inconvénient pouvait en résulter ? Mais il eût été sage de le suspendre après la guérison, et c'est ce qui a été fait.

VII

A la suite de cette observation, on ne lira pas sans intérêt la suivante. La même lésion s'est produite, presque à la même place et dans les mêmes conditions. Elle était syphilitique, à n'en pas douter. Quelles différences dans le processus de ces deux cas!

Syphilis dont les premières poussées ont été bénignes et traitées par des spécifiques. — Au bout de quatre ans, céphalées, rhinopathie; puis ulcération syphilitique; et à la septième année, malgré le traitement préventif, ulcération et perforation bénigne du voile du palais.

M. X..., âgé de 32 ans, cocher, se présente à ma consultation de l'hôpital du Midi, le 12 avril 1876, pour se faire traiter d'un mal de gorge datant de loin et survenu peu à peu. C'est en 1868 qu'il a contracté un chancre infectant, suivi de plaques cutanées et muqueuses, qui se sont reproduites pendant dix-huit mois. Il a été traité à l'hôpital Saint-Louis, et a pris beaucoup de mercure. La guérison apparente a eu lieu vers la fin de 1869.

Mais, en 1872, M. X... a commencé à éprouver des maux de tête extraordinaires, qu'on a combattus avec de l'iodure de potassium. Puis il a respiré difficilement par le nez et a eu de l'ozène.

Dans l'hiver de 1875-76 (septième année de la syphilis), ulcération au devant de l'oreille gauche; puis enrouement, maux de gorge, dysphonie, etc. Lorsque M. X... vint me consulter, je constatai sur le côté droit de la luette une perforation de 1 centimètre de diamètre; elle paraissait dater de deux ou trois semaines. Ses bords étaient taillés à pic et pultacés. Cependant le malade prenait des pilules de mercure et de l'iodure de potassium depuis quatre mois. Douleur pendant la déglutition; pas de nasonnement.

Je prescrivis six cuillerées de biiodure ioduré avec une forte proportion d'iodure.

Le 25 avril, l'inflammation avait beaucoup diminué, et il éprouvait un mieux notable. Les bords de la perforation s'étaient amincis et commençaient à se cicatriser. Je n'ai pas revu ce malade.

Ici le diagnostic ne pouvait laisser aucun doute. L'affection du voile n'est pas survenue brusquement. Elle a été précédée d'accidents non équivoques. Un traitement spécifique a été institué; mais il n'a eu aucune action préventive. La perforation du voile s'est produite; comme elle siégeait près du bord libre, elle n'a déterminé aucun trouble de la phonation ni de la déglutition.

VIII

Syphilis à débuts obscurs et d'une date incertaine. — Accidents du côté de la gorge et du nez, aboutissant, au bout de quelques mois, à un ozène, à la perte de la luette et à la perforation du voile. — Guérison de la pharyngopathie. — Persistance de la rhinopathie.

M. X..., âgé de 28 ans, cuisinier, grand, vigoureusement constitué, ayant toujours joui d'une bonne santé, n'avait jamais eu aucune manifestation de maladie constitutionnelle héréditaire ou acquise. Blennorrhagie en 1867, contractée à Ostende et suivie, au bout de quatre mois, de rougeurs sur les jambes. C'est la seule lésion qu'on puisse, à cette distance, rattacher à la syphilis, si tant est qu'elle en provienne, ce qui est fort douteux. Jamais d'ulcération sur les organes génitaux. N'a jamais eu ni plaques muqueuses ni éruptions cutanées. Exempt de toute affection scrofuleuse.

En septembre 1874, M. X... éprouva pour la première fois des bourdonnements dans l'oreille gauche. Il était alors à Casan en Russie. Quelques mois après, en passant à Moscou, comme il était toujours fatigué par ce bourdonnement d'oreille, il consulta un médecin qui lui enleva une excroissance de chair sur la luette. On s'était contenté jusqu'alors de lui faire des injections d'air dans l'oreille, par la trompe d'Eustache. On lui administra aussi des pilules d'une nature inconnue.

Néanmoins, en juin 1875, les aliments et les boissons cemmencèrent à passer par le nez, et, à la fin de juillet, la voix devint nasonnée. Avant ces accidents, il n'avait jamais pris aucun traitement interne, ni mercure, ni iodure depotassium.

A partir du milieu de l'année 1875, la syphilose pharyngo-nasale s'est accusée d'une façon très-significative : enchifrènement, expulsion de mucosités verdâtres sécrétées dans les fosses nasales et exhalant parfois l'odeur de l'ozène.

Cette rhinopathie a toujours persisté, avec des alternatives de mieux et de plus mal. Croyant que le climat de la Russie lui était défavorable, M. X... rentra en France le 15 décembre. Il vint me consulter le 20 et le 25 du même mois. Je constatai un peu de tuméfaction de la base du nez, sans ébranlement de la charpente osseuse. Un peu d'ozène; affaiblissement de l'odorat, ce qui le gêne beaucoup pour déguster les sauces.

La luette et sa base n'existaient plus; à leur place, il y avait une vaste échancrure en V renversé, dont le sommet inclinait à gauche. Cette perte de substance était le résultat d'un ancien processus éteint. Mais une poussée nouvelle s'était faite depuis peu, et elle avait produit les désordres suivants : 1° de la rougeur, de l'épaississement, de la tension de tout le voile; 2° une perforation, toute récente, large de 1 centimètre, entourée d'une auréole rouge, située près du bord libre, un peu à gauche du sommet du V; 3° une infiltration de tout le côté gauche de l'isthme, y compris l'amygdale. Malgré ces lésions, ce qui restait du voile était assez considérable et assez mobile pour obturer, à l'aide de la contraction des piliers et du pharynx, presque complétement l'ouverture de l'isthme.

Le nasonnement de la voix me parut tenir beaucoup plus de la rhinopathie que de la pharyngopathie. C'était là l'accident le plus sérieux, le plus persistant. Il n'y avait point eu encore expulsion de fragments osseux; mais l'activité du travail pathologique, dont le siége principal se trouvait tantôt d'un côté, tantôt de l'autre, se traduisait extérieurement par un peu d'infiltration séro-plastique sous-cutanée.

Il s'écoulait assez de matières mucoso-purulentes pour salir deux ou trois mouchoirs par jour. Il n'y avait point de maux de tête ni de douleurs dans le nez.

Je ne découvris ailleurs aucune autre manifestation syphilitique.

J'ai donné des soins à ce malade pendant plus d'un an; il a pris de fortes doses d'iodure de potassium; je suis arrivé à guérir assez rapidement la pharyngopathie; l'infiltration de l'isthme a disparu; la *perforation palatine s'est bouchée*, etc. Mais la rhinopathie, après avoir éprouvé quelques améliorations passagères, est revenue deux ou trois fois, avec moins d'intensité qu'autrefois, il est vrai, et toujours sans expulsion de fragments osseux.

IX

Les rhinopathies syphilitiques sont quelquefois très-insidieuses dans leur début; on peut méconnaître leur origine et leur nature si on ne les étudie pas de près, et si quelque lésion syphilitique plus caractéristique et plus extérieure ne vient éclairer le diagnostic. C'est ce qui est arrivé dans le fait suivant :

Rhinopathie. — Gommes et périostoses du crâne. — Pas de souvenir ni de traces des accidents primitif et secondaires. — Rien à la peau. — Début d'emblée par des accidents tertiaires. — Le mari avait eu la syphilis en 1870 et il en était mort en 1874.

Une dame, âgée de 45 ans, commença à éprouver, vers le mois de mai 1876, de l'embarras et de l'enchifrènement dans les narines; puis il lui survint des douleurs névralgiformes dans toute la face, et elle moucha des matières puro-sanguinolentes.

Cette rhinopathie qu'elle attribuait, ainsi que son entourage, à des polypes des narines, continua, avec des alternatives de mieux et de plus mal, et sans aucun incident remarquable, jusqu'au mois d'octobre de la même année. La malade ne se soumit à aucun traitement.

A cette époque, elle éprouva de violents maux de tête, et elle s'aperçut de l'existence, sur le crâne, de tumeurs volumineuses qui se développèrent successivement, l'une à droite, l'autre à gauche.

Quoique je ne fusse pas le médecin de cette dame, elle me fit part un jour, à la fin de novembre 1876, de ce qui lui était survenu. Immédiatement je vis de quoi il s'agissait, et je lui déclarai que ces accidents dépendaient d'une cause spécifique.

Voici quel était son état le 22 novembre 1876 : Dans la région pariétale gauche on sentait une tumeur dure sur ses bords, molle à son centre, ovoïde, faisant peu de saillie au-dessus des tissus adjacents, sans changement de couleur du cuir chevelu. Une autre, située du même côté, avait disparu complétement. A droite, au même niveau, et sur un endroit presque exactement symétrique, siégeait une autre tumeur, dure, douloureuse au toucher, homogène, sans changement de couleur à la peau, la première en date et du volume d'un œuf de pigeon. Le sommet de la tête était très-sensible, hyperesthésié, quoiqu'il n'y eût aucune altération appréciable. Le nez n'était pas déformé ni grossi, mais obstrué également des deux côtés. La malade mouchait des matières purulentes en grande quantité, au milieu desquelles se trouvaient des croûtes sanguinolentes. Cette sécrétion morbide exhalait de temps en temps une mauvaise odeur; elle n'avait jamais contenu de fragment osseux.

Mme X... était pâle, anémique, amaigrie, privée de sommeil par les douleurs nocturnes de la tête, spontanées, et plus encore par celles que provoquait le contact de l'oreiller sur le sinciput. Grande tristesse et faiblesse générale; inappétence.

Je lui fis prendre d'emblée 4 grammes d'iodure de potassium pendant trois jours; puis je les remplaçai par deux et trois cuillerées à bouche de la potion suivant : Bi-iodure d'hydrargyre, 0,12 centigr.; iodure de potassium, 24 gram.; sirop de quinquina, 200 gram.

Une amélioration rapide suivit l'administration des spécifiques. Au bout de onze jours, je constatai que la tumeur gommeuse droite avait diminué de plus de moitié; les restes de celle de gauche avaient complétement disparu. Le nez n'était plus obstrué et jetait beaucoup moins. Jamais il n'y avait eu de nasonnement. Mme X... se sentait infiniment mieux; elle avait repris des couleurs et des forces.

J'appris qu'elle n'avait jamais eu auparavant aucune lésion génitale, point de maux de gorge, de croûtes dans les cheveux, ni aucun accident syphilitique cutané ou muqueux.

Son mari avait contracté la syphilis en 1870. Son corps s'était couvert de boutons et d'ulcères en 1872. En 1873 et 1874, ses idées se dérangèrent et il devint fou par le fait de la maladie constitutionnelle. On l'enferma dans une maison de santé, où il mourut en 1874.

Sa femme n'avait pu contracter la maladie qu'avec lui; mais l'accident primitif et les accidents secondaires avaient été si légers qu'on n'en avait découvert aucun indice; ils n'avaient même pas été soupçonnés, de telle sorte que la maladie constitutionnelle se traduisit d'emblée par des accidents tertiaires.

Au bout de vingt-deux jours de traitement, Mme X... avait repris son embonpoint, ses forces, sa bonne mine, son appétit d'autrefois. Son nez n'était plus enchifrené; sa sécrétion était devenue normale, et les tumeurs gommeuses pariétales avaient disparu. Vers le milieu de janvier, je fis suspendre toute médication. Mme X... continue à jouir d'une santé parfaite.

Cette observation peut se passer de commentaires. Mais il y a deux circonstances sur lesquelles je veux appeler l'attention du lecteur : La première, c'est la latence de la syphilis jusqu'à l'époque où elle se révèle par la rhinopathie et des tumeurs gommeuses. Est-ce à dire qu'il n'y a eu ni accidents primitifs, ni accidents consécutifs? Assurément non. Mais les manifestations ont été si bénignes, si insignifiantes, qu'elles ont passé inaperçues. Peut-être n'en eût-il pas été ainsi si l'attention de la malade et de ses médecins eût été attirée sur ce point. — La deuxième, c'est la parfaite symétrie des deux tumeurs gommeuses qui se sont développées, l'une sur le pariétal droit, l'autre sur le pariétal gauche. Qu'en penserait M. Hutchinson? Maintiendrait-il encore que le caractère fondamental des affections syphilitiques tertiaires c'est l'asymétrie? Voilà l'inconvénient de faire des généralisations qui ne reposent que sur un nombre insuffisant d'observations. Au surplus, à quoi servent toutes ces lois, toutes ces règles dont la syphilis, plus qu'aucune autre branche de la pathologie, a eu le triste privilége d'être encombrée?

X

Large perforation du voile du palais, sur la ligne médiane, à la base de la luette, survenue à la onzième année d'une syphilis, après plusieurs attaques de pharyngopathie.

M. S. L..., 38 ans, cuisinier, entré le 16 janvier 1877, salle 8, n° 3. Bonne santé habituelle, jamais de maladies chroniques. Chancre infectant du sillon et du méat, contracté en 1866, suivi, au bout de deux mois, de boutons sur la figure et sur la tête, confluents et remarquables par leur volume, maux de gorge, etc., soigné à l'Antiquaille par le proto-iodure et l'iodure de potassium. L'éruption fut guérie au bout de trois mois; elle n'a pas laissé de traces. Maux de gorge fréquents, revenant à tous les changements de saison. Quand sa gorge devient malade, il éprouve préalablement des maux de tête. Tous les deux mois environ, depuis le commencement de sa vérole, il a une attaque de pharyngopathie.

En 1871, il a eu une éruption d'ecthyma sur les jambes qui a été soignée à Saint-Louis.

En 1873, maux de tête très-forts, diurnes et nocturnes, pendant deux mois, sans aucune localisation syphilitique immédiate. Plus tard, douleurs dans les épaules, dans la nuque et dans le dos, dans les jambes surtout. Tous ces accidents, qu'on rattachait avec raison à la syphilis, furent combattus par l'iodure de potassium. Hydarthrose dans le genou gauche en 1876.

Depuis trois ou quatre mois, il n'avait pas souffert de la gorge, lorsque, à la fin du mois d'octobre 1876, il fut pris d'une nouvelle attaque de pharyngopathie. Il négligea de la traiter comme les autres, en prenant de l'iodure de potassium. La crainte d'aggraver par ce médicament une blennorhagie récente, l'empêcha d'y recourir. Aussi les symptômes du mal de gorge syphilitique ne tardèrent-ils pas à prendre un caractère de gravité et une violence qu'ils n'avaient jamais présentés jusqu'alors. Les douleurs en avalant devinrent surtout horribles vers la fin de décembre et au commencement de janvier; mais la voix fut à peine altérée et il n'éprouva pas de maux de tête.

Le 13 janvier (onzième année de la syphilis, troisième mois de la pharyngopathie), il s'aperçut que le voile du palais était perforé.

Voici quel était son état lorsqu'il entra dans mon service, le 17 janvier 1877 : Santé générale assez bonne; pas d'amaigrissement. Le timbre de la voix est un peu nasonné; mais il paraît qu'il a toujours été ainsi. Douleur, en avalant, excessivement vive. Les aliments passent par le nez.

Sur la ligne médiane, à la base de la luette, existait une perforation d'un diamètre de 1 centim. 1/2, circulaire, à bords épais, taillés à pics et recouverts d'un enduit pultacé, entourée d'une large auréole inflammatoire d'un rouge sombre; elle n'était séparée du bord libre du voile, à droite et à gauche, dans les points où elle débordait la base de la luette, que par une languette d'un demi-centimètre de largeur. Tout le voile était tuméfié et rouge d'une manière uniforme; on n'y distinguait aucun autre foyer morbide. Malgré cette turgescence, il avait conservé sa mobilité.

A travers cette large perforation, on apercevait deux replis membraneux, mobiles, qui se rapprochaient, s'écartaient, se rejoignaient comme deux rideaux et combinaient le jeu de leur mouvement avec celui du voile. Ils semblaient être la continuation des piliers postérieurs. Leurs bords et leur face antérieure étaient recouverts de concrétions pultacées; mais on n'y distinguait pas d'ulcérations. En faisant exécuter au malade certains actes de phonation et d'expuition, on les voyait fonctionner dans une grande partie de leur longueur, et on se rendait parfaitement compte du mécanisme qui présidait à l'obturation du canal pharyngien. Cette obturation était complète, grâce au contact de ces deux rideaux membraneux et au redressement du voile. Aussi le malade pouvait-il retenir l'air dans sa bouche; mais il ne pouvait le retenir dans les fosses nasales, les narines étaient bouchées ; il passait alors largement par la bouche ouverte, sans doute parce que la base de la langue ne pouvait pas se dresser assez haut pour arriver jusqu'au bord supérieur de la perforation. Les détails physiologiques dans lesquels je suis entré plus haut trouvent ici leur opportunité; j'y renvoie le lecteur.

Il n'y avait aucune lésion dans le nez, ni aucune manifestation syphilitique sur les autres parties du corps. On voyait dans l'aine gauche une large cicatrice consécutive à un bubon suppuré, suite d'un chancre contracté à Rome en 1856. Dans le sillon balano-préputial on sentait encore manifestement une induration grosse comme une petite noisette sur le point où avait existé le chancre.

Le malade supporta très-bien le traitement ioduré, à la dose de 6 ou 7 grammes par jour. Il y eut de l'amélioration, mais elle ne marcha pas aussi vite que dans quelques autres cas. Néanmoins, au bout de huit ou dix jours, la perforation avait diminué d'un tiers environ, et les concrétions pultacées des piliers postérieurs, derrière le voile, avaient disparu. Le malade sortit de mon service avant d'être guéri. Je l'ai revu le 8 février; la perforation s'était encore rétrécie; la turgescence et la rougeur du voile avaient en partie disparu; l'amincissement des bords présageait une cicatrisation prochaine. Le trou se fermera-t-il ou restera-t-il une fistule? Peu importe, puisque dès maintenant, ainsi que j'ai pu m'en assurer, la lésion en l'état où elle est n'entraîne plus aucun trouble fonctionnel : la voix n'est presque plus nasonnée; la déglutition ne cause pas de douleurs, et les aliments ne passent plus par les fosses nasales. La santé générale continue à être bonne; et, autant qu'on en peut juger, il ne paraît y avoir menace d'aucune nouvelle manifestation syphilitique.

XI

Chancre infectant non suivi d'accidents constitutionnels immédiats. — Au bout de quatre ans, éruption croûteuse sur les bourses. — Au bout de dix ans, tumeur de la voûte palatine; rhinopathie; affection du maxillaire supérieur.

M. Ch. L..., âgé de 40 ans, tailleur, entré dans mon service à l'hôpital du Midi, salle 7, est grand, brun, d'une bonne constitution, quoique maigre, et se porte habituellement bien. Il est chauve héréditairement, ainsi que tous ses frères et sœurs. En fait de maladie accidentelle, il n'a eu qu'une variole. On ne découvre dans ses antécédents aucune trace de scrofule, d'arthritisme ou de dartres.

A l'âge de 30 ans, il contracta un chancre qui fut soigné par M. Puchs à l'hôpital du Midi. Ce chancre suppura peu, détermina des tumeurs dans les aines, qui ne s'enflammèrent pas, et ne fut suivi d'aucun accident consécutif appréciable. On le soumit cependant à un traitement interne pendant deux ans.

Quatre ans après, ce malade revint à la consultation pour une éruption croûteuse sur les bourses, qu'on traita par des bains et de la tisane.

Sa santé était très-bonne lorsque, dans les premiers jours d'octobre 1871, le malade, après avoir éprouvé pendant plusieurs jours de grands maux de tête, sentit une légère douleur dans la voûte palatine et y aperçut une espèce de plaque blanche. En même temps, il se fit par le nez un écoulement d'une matière infecte et sanguinolente. La plaque augmenta peu à peu, devint une tumeur assez volumineuse pour gêner les mouvements de la langue, et s'ouvrit au bout de quelques jours dans les fosses nasales. On lui prescrivit du sirop de Cuisinier, une pilule de protoiodure d'hydrargyre et 1 gramme d'iodure de potassium. Ce traitement, commencé le 25 octobre 1871, a été suivi jusqu'au moment de l'entrée du malade à l'hôpital. La tumeur a diminué peu à peu. Il n'est survenu aucune manifestation syphilitique sur les autres parties du corps (dixième année après le chancre).

Voici quel était l'état de ce malade le 7 décembre 1871 : Quoiqu'il soit pâle et maigre, sa santé générale est très-bonne. Le seul accident syphilitique dont il soit atteint, consiste en une tumeur de la voûte palatine, oblongue dans le sens antéro-postérieur, régulièrement ovalaire, faisant une saillie de 1 centim. 1/2 et occupant la portion osseuse de la voûte depuis 1 centim. en arrière de l'arcade dentaire jusqu'au voile, qu'elle ne touche pas. La ligne médiane la coupe inégalement, en laisse un cinquième à droite et les quatre cinquièmes à gauche; aussi s'étend-elle de ce côté-là jusqu'au voisinage de l'arcade dentaire.

D'un rouge peu foncé, elle est parsemée de quelques taches. Elle donne au doigt la sensation d'une tumeur fluctuante dans laquelle le liquide est séparé par des trabécules solides.

Du côté des narines on ne voit rien; mais les mucosités qui en sortent sont infectes. L'organe n'est pas déformé; sa cloison est intacte. Aucun changement dans le timbre de la voix. La tumeur est sessile et très-adhérente aux tissus sous-jacents.

Je prescrivis du sirop de biiodure et 3 grammes d'iodure de potassium.

Quinze jours après, la tumeur semblait avoir un peu diminué; l'écoulement nasal était toujours très-abondant, mais il avait perdu sa fétidité. Il existait un peu de gonflement du maxillaire supérieur au niveau des deux incisives. J'augmentai la dose des médicaments.

Le 3 janvier 1872. Diminution de volume de la tumeur palatine et de l'écoulement nasal, qui reste inodore. Même sensation de fluctuation. Large ulcération à fond blanchâtre, peu profond, à la surface de la tumeur. Légère tuméfaction du dos du nez et des joues.

Le 8 avril 1872 (sixième mois de la tumeur). L'amélioration qui s'était produite en novembre et décembre 1871 s'est arrêtée en janvier 1872, malgré le traitement. Il est survenu des maux de tête vers le commencement de l'année, de l'insomnie, et tous les accidents naso-palatins se sont aggravés, surtout depuis le mois dernier.

On constate aujourd'hui un élargissement de la base du nez et un empâtement œdémateux de la joue à gauche. Quant à la tumeur de la voûte palatine, elle ne s'est pas sensiblement modifiée.

Vers le milieu du mois, l'empâtement de la joue et du nez a augmenté; puis il s'est formé sur la partie latérale gauche de cet organe, au-dessous de l'œil, une tumeur inflammatoire qui, aujourd'hui, constitue un abcès considérable avec peau rouge et amincie. J'ouvris cet abcès, il s'en écoula beaucoup de pus de bonne nature. Le malade respirait librement par les deux narines, d'où il ne sortit aucun fragment osseux. Il resta encore quelques jours dans mes salles; mais son état ne s'améliora que médiocrement. En mai, il demanda son *exeat*. Je ne l'ai pas revu depuis cette époque.

Cette tumeur de la voûte palatine était-elle bien de nature syphilitique? Je n'en doutai pas dans les premiers jours. A quelle autre maladie aurait-on pu la rapporter? A la scrofule?... Mais le malade ne présentait aucun des attributs de cette maladie constitutionnelle, et ne paraissait en avoir subi aucune atteinte dans son enfance. Et cependant, quand je vis l'inefficacité absolue du traitement antisyphilitique, ma conviction fut un peu ébranlée. Je ne trouvais pas d'ailleurs dans la structure, dans le processus de cette tumeur, les caractères habituels des productions gommeuses. Quoi qu'il en soit, ce fait m'a paru assez intéressant pour trouver sa place ici, et peut-être que ceux qui le liront ne partageront pas mes doutes sur son origine.

XII

Syphilis légère dans ses premières manifestations. — Épistaxis au bout de trois ans; accidents naso-gutturaux suivis d'une nécrose de la voûte palatine dans sa partie antérieure, avec chute d'une incisive.

M. L..., âgé de 25 ans, cordonnier, entré le 3 décembre 1873, salle 7, nº 5, avait contracté un chancre infectant dans le mois de juillet de l'année 1870. Ce chancre fut suivi de quelques accidents légers qui disparurent trois mois après l'invasion de la maladie, et ne présentèrent rien de remarquable, si ce n'est des épistaxis abondantes. Pour tout traitement, on ordonna de l'iodure de potassium, mais pas de mercure.

Au commencement de mai 1873 (troisième année de la syphilis), ce malade, qui s'était assez bien porté depuis les premières poussées de la syphilis, fut pris d'une angine intense; il eut en même temps beaucoup d'enchifrènement, et la respiration par le nez devint impossible. Ces accidents naso-gutturaux furent guéris en juillet de la même année; mais alors les épistaxis survinrent et durèrent pendant un mois; il y en avait quelquefois sept ou huit dans la même journée.

En octobre 1873, une ulcération se produisit à la partie médiane et antérieure de la voûte palatine. Elle était indolente; aussi existait-elle probablement depuis plusieurs jours lorsque le malade s'aperçut de sa présence. Quelques jours après, la première incisive du côté gauche se détacha, sans avoir causé aucune souffrance. Celle de droite ne fut pas ébranlée.

Quand ce malade entra dans mon service, je constatai, sur la partie antérieure et médiane de la voûte palatine, à peu près vers l'orifice du conduit palatin antérieur, une ulcération ovalaire, à grand axe antéro-postérieur, ayant à peu près la dimension d'un petit haricot. Au fond de cette ulcération, on voyait les os de la voûte, qui étaient dénudés et nécrosés. Le malade n'éprouvait aucune douleur. La déglutition était facile; le nez était libre et l'état général satisfaisant.

Le traitement mixte que j'instituai ne pouvait point empêcher la lésion de se produire, puisqu'elle était alors à l'état de fait accompli; mais il pouvait s'opposer à son extension. C'est ce qui eut lieu : pendant les quelques mois que le malade passa dans mon service, il ne survint aucun événement. Les autres dents tinrent ferme et ne furent pas ébranlées. Quant au séquestre, il était encore immobile lorsque le malade sortit. Je pense que son élimination a dû demander beaucoup de temps. Comme il n'avait existé aucune manifestation du côté du nez, peut-être la perforation de la voûte ne se produira-t-elle pas. Elle serait beaucoup moins fâcheuse en ce point que plus en arrière, vers la partie moyenne de la voûte. Là, en effet, l'os a plus d'épaisseur; les parties molles qui le recouvrent en haut et en bas sont également plus épaisses. Il semble qu'il y ait plus de ressources pour une oblitération (1); mais, en revanche, les nécroses et les caries syphilitiques du maxillaire au voisinage de son bord antérieur exposent à la chute des dents. Ce cas mérite d'être comparé à celui que j'ai relaté au commencement de la deuxième leçon. Ils présentent de grandes analogies; mais il y a un contraste singulier entre l'indolence du processus dans celui-ci et la douleur excessivement vive qu'il causa chez l'autre malade. Quelle est la signification de ces épistaxis? Avaient-elles quelque rapport avec la détermination qui devait se faire dans la région naso-palatine? Je l'ignore. Pendant son séjour dans mes salles, le malade fut atteint d'un érysipèle de la face, qui fut sans influence apparente sur la lésion palatine.

XIII

On a pu voir, d'après les faits précédents, la prédilection que la syphilis affecte quelquefois pour la gorge, depuis son début jusqu'à l'invasion des accidents naso-gutturaux les plus graves. En voici un nouvel exemple :

Chancre infectant, à grosse induration, qui a persisté pendant plus d'un an. — Papules plates disséminées. — Tubercule du pilier postérieur droit; guérison, avec perte de substance. — Au bout d'un an, tubercule, symétrique du premier, sur le pilier postérieur gauche. — Perforation de ce même pilier au voisinage du voile.

Un monsieur, âgé d'une quarantaine d'années, s'étant toujours bien porté, contracta, à la fin de l'année 1875, un chancre infectant, pour lequel il vint me consulter vers le milieu de janvier 1876. Ce chancre datait de huit ou dix jours; il occupait la rainure à droite, et présentait déjà une induration énorme, qui augmenta encore plus tard, malgré la médication spécifique que je prescrivis immédiatement.

(1) Voyez plus bas, comme preuve à l'appui de ce que j'avançais ici, un fait que je n'ai observé que plus tard (*Appendice*, XIV).

Les accidents consécutifs furent discrets. Il n'y eut point d'éruption érythémateuse généralisée, mais seulement deux ou trois groupes de petites papules plates, un peu squameuses.

C'est sur la gorge surtout que la maladie constitutionnelle a sévi. En février et mars, il survint sur le pilier postérieur droit, très-bas, du côté de la bâse de la langue, un tubercule, gros comme un pois. Il ne tarda pas à s'ulcérer, en faisant subir au pilier une perte de substance d'environ 1 centmètre et demi de longueur. L'ulcération se cicatrisa en avril. A cette époque, M. X... avait déjà pris 180 pilules de protoiodure et 80 pilules de sublimé. Les manifestations cutanées étaient à peu près guéries, sauf quelques croûtes sur la tête et deux ou trois pustules d'impétigo dans la barbe et les sourcils. Mais, chose curieuse, l'induration du sillon n'avait pas bougé; elle était grosse comme une noisette et d'une dureté cartilagineuse.

Le 3 juin (sixième mois de la syphilis), il se fit une deuxième poussée, constituée par cinq ou six groupes de toutes petites papules très-serrées les unes contre les autres. Chaque groupe avait la largeur d'une pièce de 1 franc, et contenait de cinq à dix petites papules. Un peu d'impétigo dans la barbe et le cuir chevelu.

Le 10 juin, énorme ulcération sur le lieu où était la première, c'est-à-dire sur le pilier postérieur droit, accomgnée de quelques autres ulcérations disséminées sur les deux amygdales. (Sirop de biiodure ioduré, sirop de proto-iodure, etc.)

Le 24 juin, la grande ulcération était en partie cicatrisée, les autres l'étaient tout à fait. Dans le courant de juillet (septième mois de la syphilis), toutes les manifestations de cette deuxième poussée avaient disparu. L'induration chancreuse elle-même, si rebelle jusqu'alors, s'était un peu ramollie à sa périphérie. M. X... continua le traitement mixte pendant quelques jours encore; puis il le cessa, pour le reprendre un peu plus tard. Pendant le deuxième semestre de 1876, il ne survint rien de nouveau, sauf deux ou trois larges papules croûteuses, dont une sous le sourcil droit.

Mais, en 1877, le 20 janvier, il y eut un retour offensif de la syphilis sur le pharynx. Ainsi, je constatai, ce jour-là, l'existence d'un petit tubercule sur le pilier postérieur du côté gauche, justement en face de l'échancrure produite par la même lésion, neuf mois auparavant, sur le pilier postérieur droit. L'évolution fut la même : ulcération suivie d'une perte de substance qui ne tarda pas à se cicatriser.

Le 5 février, elle était en voie de guérison, et il n'y avait aucune autre lésion sur l'isthme.

Le 10 (douzième mois de la syphilis), je revis M. X... Il se plaignait d'embarras plus prononcé dans la gorge; il l'attribuait à une angine couenneuse. Mais, en explorant les parties malades, je constatai qu'il s'était formé, depuis le 5, une nouvelle ulcération sur ce même pilier postérieur gauche, à sa partie supérieure, derrière le sommet de l'amygdale. En écartant cette glande, on découvrait la perte de substance dans toute son étendue : elle était oblongue, de 1 centimètre et demi de haut en bas, et elle perforait le pilier de part en part, se prolongeant ainsi en arrière de lui sur la muqueuse pharyngée. Quoique cette perforation fût sur les confins du voile, elle ne produisait aucun trouble fonctionnel, ni du côté de la phonation, ni du côté de la déglutition. Persistance de l'induration sous forme d'empâtement (1).

XIV

Chancres infectants phagédéniques. — Syphilides ulcéreuses. — Destruction du méat et de la portion balanique de l'urèthre. — A la quatrième année de la syphilis, ozène et perforation de la voûte osseuse derrière le bord alvéolaire de la mâchoire supérieure. — Guérison de la perforation. — Persistance de l'ozène.

M. X..., âgé de 27 ans, qui me fut envoyé de la province par un de mes élèves, au commencement de 1877, avait fait, à l'âge de 19 ans, une chute de 30 pieds de hauteur, à cheval, sur une poutre de bois. Il en était résulté une lésion de l'urèthre et un rétrécissement qu'on traita longtemps avec des sondes. Plus tard, le malade contracta une blennorrhagie, et à peine guéri, il se maria en juillet 1870.

Trois ou quatre mois après son mariage, sans qu'il eût vu d'autre femme que la sienne, il lui survint, pour la première fois, des chancres dans le sillon et sur la face dorsale du prépuce. Ils étaient phagédéniques et rongèrent une partie des points qu'ils avaient envahis; ils mirent cinq mois à se guérir.

En 1871 et 1872, M. X... eut des maux de gorge, des plaques muqueuses bucco-pharyngiennes et des poussées de pustules ecthymateuses sur les jambes et sur les bras, qui ont laissé des traces caractéristiques.

Son premier enfant mourut dans le sein de sa mère, pendant qu'elle avait la petite vérole; le deuxième, venu avant terme et mort-né, avait une tête d'hydrocéphale; le troisième, né au mois de décembre 1873, n'a jamais été malade et s'est toujours très-bien porté.

Comment M. X... a-t-il contracté la syphilis? Il m'a affirmé n'avoir pas vu d'autre femme que la sienne; et sa femme, qui jouit d'une admirable santé, que j'ai interrogée et examinée avec le plus grand soin, ne paraît point avoir eu la syphilis, ni avant son mariage ni depuis.

Quoi qu'il en soit, M. X..., qui s'était traité par le sirop de Gibert, avait été débarrassé assez rapidement des premiers accidents. Mais il eut, en 1874, une attaque plus sévère de syphilis. Ce fut d'abord une ulcération profonde du méat qui envahit

(1) Ce malade, que j'ai suivi pendant plusieurs mois, a parfaitement guéri de cette perforation du pilier, et n'a pas eu d'autre accident syphilitique depuis cette époque.

toute la portion balanique de l'urèthre et la partie antérieure de la portion spongieuse, ne laissant qu'un petit pont de muqueuses au niveau du filet. Il en est résulté un hypospadias irrégulier et monstrueux, qui mesure 3 ou 4 centim. de longueur. Sa guérison ne fut complète qu'au bout de quatre mois.

Quelque temps après, ulcération dans le nez simulant un polype, principalement du côté gauche, avec ozène et chute de fragments d'os nécrosés. Puis, dans la même année (quatrième année de la syphilis), deux perforations très-rapprochées se creusèrent sur la voûte palatine osseuse, derrière l'arcade dentaire supérieure; elles faisaient communiquer largement la bouche avec le nez, laissaient passer les aliments par cette dernière cavité et rendaient la voix très-nasonnée. Le malade se traitait toujours avec le sirop de Gibert; aucun traitement local ne fut employé. Néanmoins les deux perforations se sont bouchées au bout de cinq ou six mois, et les troubles fonctionnels qu'elles avaient fait naître ont entièrement disparu. C'est là le côté le plus saillant de cette observation, celui sur lequel j'appelle particulièrement l'attention du lecteur. Deux perforations voisines l'une de l'autre et dues à une nécrose du maxillaire, non-seulement ne se sont pas réunies pour former une large ouverture, mais encore se sont complétement fermées sans laisser le moindre trajet fistuleux. Sur les points où elles étaient, il ne reste que deux cicatrices déprimées.

Depuis cette époque, le malade n'a pas eu de nouvelle attaque de syphilis. Quand je l'examinai, il lui restait encore un peu d'ozène ; mais la circulation était libre dans les deux narines. C'était dans celle de gauche surtout que se perpétuaient les lésions dont l'origine remontait à plus de deux ans. La santé générale était excellente; on constatait sur la peau plusieurs cicatrices d'ecthyma. Les lésions de l'urèthre et de la voûte étaient telles que je les ai décrites.

XV

A ces faits de syphilis pharyngo-nasale que j'ai recueillis moi-même, j'en vais ajouter deux, quoiqu'ils ne soient pas inédits, et qu'ils aient même été publiés depuis longtemps.

Le premier appartient à Delpech; il est célèbre, et à juste titre, comme on va le voir :

Surdité, cécité, paralysie générale, abolition de l'intelligence et des sens, convulsions, attaque d'apoplexie, hémiplégie; ostéite de la face et de la base du crâne.

« En 1816, nous fûmes consulté par un voilier, habitant de Cette, âgé de 50 ans. Dix ans auparavant, gonorrhée et chancre sur le gland, combattus par quelques grains de sublimé en dissolution. Des pustules donnèrent lieu de recourir fréquemment à l'usage de quelques pilules mercurielles. Douleurs de tête accompagnées d'engorgement du péricrâne, qui suppura dans plusieurs points.

Des ulcérations se formèrent dans la membrane muqueuse des fosses nasales; les cornets, la cloison, tombèrent nécrosés, et la saillie extérieure du nez, déformée par la chute des os cariés, fut détruite presque en entier par des ulcères.

Le voile du palais fut détruit; la voûte palatine fut perforée dans plusieurs points; le rebord alvéolaire du côté droit, avec toutes les dents correspondantes, s'ébranla et ouvrit le sinus maxillaire, cavité déjà ouverte par une fistule répondant à la fosse canine. Une nécrose semblable avait frappé l'apophyse nasale de l'os maxillaire gauche et s'étendait supérieurement à l'os unguis, à l'ethmoïde et à une grande partie de la région moyenne du coronal.

En portant un stylet dans la caverne qui tenait lieu des fosses nasales réunies, vers la partie supérieure, on sentait partout des os dénudés. Il découlait de toutes ces parties une abondance de matières ichoreuses et d'une puanteur horrible. (Frictions mercurielles, souvent administrées avec assez peu de ménagement pour produire la salivation; plus tard, traitement antiscorbutique.)

L'état du malade n'en fut pas amélioré. Sirop de salsepareille, dans lequel était suspendu l'oxyde d'or (un quart de grain par once), une once matin et soir, dans un verre de décoction de douce-amère. Au bout d'un mois, deux verres de décoction d'une demi-once de kina, matin et soir, mêlée à autant de lait de vache. Un mois plus tard, les forces se relevaient. Oxyde d'or en frictions sur la langue (un quinzième de grain le matin; le second grain fut divisé en treize parties, le troisième en onze, le quatrième en dix, et le cinquième en huit).

Plusieurs pièces osseuses se détachèrent du palais et des fosses nasales. Une douleur assez vive, successivement dans l'une et l'autre oreille, fut bientôt suivie d'un écoulement purulent qui devint copieux. En même temps la surdité, jusque-là médiocre, devint complète du côté droit et très-forte du côté gauche. Nouvelles frictions avec du muriate d'or (un sixième de grain). Le traitement fut poussé jusqu'à la consommation de trente grains, mais dans l'espace de près de deux ans. Résine de kina, extrait de gentiane, bon régime. Nous eûmes la satisfaction de voir tomber tous les séquestres osseux de la bouche, du nez et du front, à l'exception de deux; les ulcérations de la voûte et du voile du palais, celles du bord alvéolaire, du grand angle de l'œil gauche et du front, se cicatrisèrent solidement.

Toutes les ulcérations du nez paraissaient guéries, à l'exception de celles qui répondaient à la partie supérieure; des chairs fongueuses et mollasses recouvraient imparfaitement des séquestres fort étendus qui comprenaient tout l'os ethmoïde, le corps du sphénoïde et l'angle basilaire de l'occipital.

La grande ouverture du sinus maxillaire se resserra. Elle fut réduite à une fistule de 2 ou 3 lignes de diamètre. Cependant, la région molaire du même côté présentait une autre fistule bien plus ample, à travers laquelle on voyait un grand séquestre appartenant à l'os malaire et à la région canine de l'os maxillaire. Cette pièce nécrosée entretenait une abondante suppuration qui s'écoulait dans la bouche, dans le nez et au dehors sur la joue.

L'emploi du muriate d'or était terminé depuis huit mois et la santé du malade s'était singulièrement raffermie, lorsqu'il survint des douleurs de tête et des vertiges. En même temps, la suppuration qui provenait de la base du crâne augmenta beaucoup. (Régime plus tenu, laxatifs fréquents, cautères aux membres inférieurs.) La vue s'obscurcit et se perdit entièrement. Alors la surdité, depuis plus d'un an, était devenue beaucoup moindre, et l'ouïe était le seul moyen par lequel on pût communiquer avec le malade.

Bientôt les bras s'engourdirent et furent successivement paralysés. Des phénomènes semblables se manifestèrent aux membres inférieurs. Par intervalles, des convulsions légères dans les bras et quelques mouvements tétaniques durèrent une vingtaine de jours, après quoi le malade fut réduit à un état automatique, sans intelligence, privé de tous les sens. Lait et bouillon pour toute nourriture. Nous écartâmes toute espèce de médication.

Le malade vécut ainsi pendant cinq mois, durant lesquels on s'aperçut de la chute de plusieurs pièces osseuses, à l'embarras de la respiration qu'elles occasionnaient en tombant dans le pharynx. Nous reconnûmes dans ces pièces osseuses des fragments de l'os ethmoïde et du corps du sphénoïde.

Enfin une pièce énorme se détacha et fit craindre la suffocation; nous reconnûmes l'angle tout entier de l'os occipital. Dès ce moment, les mouvements des membres, les fonctions des sens, l'intelligence se rétablirent peu à peu; au bout de trois mois, il ne restait qu'un léger engourdissement dans les muscles de l'avant-bras et du bras droit, et un assez grand embarras dans la prononciation de certains mots. Le séquestre de la région malaire était entièrement libre et son volume seul le retenait.

Au bout d'un an, quelques demi-bains de Balaruc. Soulagement dans l'état des bras. Douches fréquentes et prolongées sur la nuque, l'occiput, le long de l'épine et sur les bras. Bains chauds.

Il survint de nouveaux vertiges et une attaque d'apoplexie qui produisit une hémiplégie. Une seconde attaque fut mortelle.

A l'ouverture du corps, on trouva les traces ordinaires de deux apoplexies récentes; de plus une tuméfaction considérable de la dure-mère, vis-à-vis le point où avaient existé le corps du sphénoïde et l'angle correspondant de l'occipital; en sorte que la face intérieure du cerveau était comprimée. » (Delpech, *Clinique chirurgicale de Montpellier*. Considérations sur les maladies vénériennes, p. 392 et suiv.; 1823.)

Cette étonnante observation est unique et peut se passer de tout commentaire.

XVI

La suivante aussi est unique; elle montre une complication des pharyngopathies syphilitiques dont j'ai dit un mot dans ma quatrième leçon : il s'agit d'une carie des vertèbres cervicales, de même origine. Cette remarquable observation appartient à Leprestre, de Caen, et a été publiée dans les *Archives générales de médecine*, t. XX, p. 335.

La malade était une ouvrière âgée de 33 ans. Elle avait eu, en 1828, une blennorrhagie et des chancres du vagin.

Six mois plus tard, il lui survint une ulcération du voile et du pharynx qui fit en quelques jours de rapides progrès. Pendant trois mois, on lui fit prendre, d'abord du sirop de Cuisinier et 3 pilules mercurielles par jour, puis une cuillerée à bouche de liqueur de Van Swieten. Néanmoins les progrès de l'affection continuèrent. Amaigrissement, pâleur de la face, sécheresse de la peau ridée et flétrie, fréquence et petitesse du pouls, difficulté des digestions; surdité; voix nasonnée; dents déchaussées et vacillantes. Destruction des quatre cinquièmes du voile du palais; inflammation et tuméfaction des amygdales; pustules humides sur le front et à la racine des cheveux; tel était l'état de cette malade le 17 avril 1829.

Cinq mois après, le 13 septembre, elle éprouva une douleur vive dans les muscles de la région cervicale postérieure, avec roideur du cou et difficulté à mouvoir la tête. Le 14, douleur cervicale plus vive, difficulté extrême des mouvements, frissons, horripilations; plus tard, respiration difficile, paralysie du bras gauche, perte de connaissance. Le 19, délire, cris; les symptômes du côté de la respiration et des fonctions cérébrales s'aggravent, et la mort a lieu le 21.

Autopsie : Liquide d'aspect purulent épanché à la face interne de la dure-mère rachidienne de la région dorsale. Teinte rosée et affaissement de la moelle dans les régions dorsale et lombaire.

Épanchement sanguin entre l'arachnoïde et la membrane propre de la moelle, depuis la sixième vertèbre cervicale jusqu'à la protubérance annulaire. Épanchement de lymphe plastique entre l'arachnoïde et le prolongement rachidien. Cette membrane, depuis ce point jusqu'aux tubercules quadrijumeaux, est opaque, épaissie, d'un blanc terne.

Côtes friables; poumons sans adhérences ni tubercules; cœur flasque; traces d'inflammation chronique dans l'estomac et les intestins.

Destruction totale du voile du palais. Bourrelets dus au gonflement de la trompe d'Eustache à son ouverture pharyngienne

Ulcération de la largeur d'un franc sur la muqueuse pharyngienne. A son centre, tubercule gros comme une noisette, ramolli dans sa circonférence, dur et squirrheux à son centre, situé sur la ligne médiane, dans le corps même de la troisième vertèbre cervicale, qui est *cariée et perforée*, *de telle sorte que l'arrière-bouche communique avec la cavité rachidienne par une ouverture irrégulièrement arrondie qui permet d'y introduire le doigt auriculaire*. Ulcération, à ce niveau, de la dure-mère et de l'arachnoïde vertébrales.

QUATRIÈME LEÇON

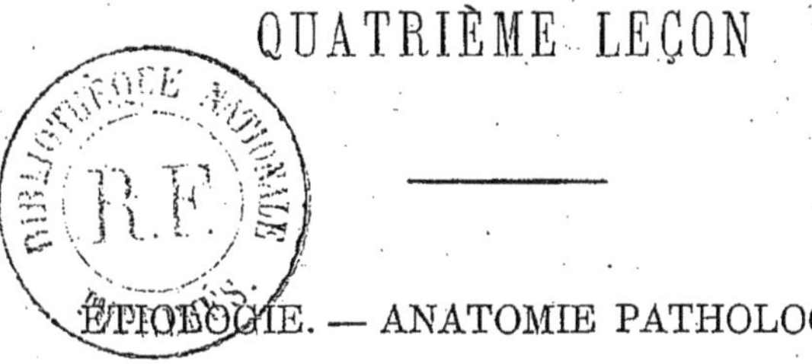

ÉTIOLOGIE. — ANATOMIE PATHOLOGIQUE

Sommaire. — Groupe pathologique constitué par la syphilose pharyngo-nasale. — Elle émane directement de la syphilis, sans l'intermédiaire d'aucune autre cause constitutionnelle ou accidentelle. — Influence respective de la phase toxique et de la phase diathésique de la syphilis sur sa production.

Topographie des lésions. — Leurs processus : 1° processus primitivement hypérémique et ulcératif d'emblée ; 2° processus hyperplasique, circonscrit ou diffus. — Gommes, tubercules, regression et ulcération des produits plastiques. — Ostéite, carie et nécrose. — Du processus des lésions osseuses.

Difformités. — Perforation et destruction des parties molles ; adhérences consécutives. — Histoire et mécanisme des atrésies complètes ou incomplètes du canal pharyngien.

Observation d'une adhérence complète du voile du palais aux parois latérales et postérieure du pharynx à la suite d'ulcérations syphilitiques.

Messieurs,

Vous avez pu juger, d'après nos dernières conférences, que, parmi les nombreuses déterminations de la syphilis, une des plus importantes est celle qui s'effectue dans les fosses nasales, sur la voûte palatine, le voile du palais et le pharynx. Les désordres qui surviennent dans ces diverses régions, à une époque plus ou moins éloignée de l'accident primitif, sont étroitement unis entre eux par leur mode pathogénique, leur processus et l'ensemble des troubles fonctionnels qu'ils entraînent du côté de la voix et de la déglutition.

Ils constituent donc un groupe pathologique bien défini. Je le désigne sous la dénomination commune de *syphilose pharyngo-nasale*, qui indique tout à la fois son origine spécifique, son caractère diathésique et sa topographie organique et fonctionnelle.

Vous rencontrerez souvent cette affection. C'est certainement une des manifestations les plus communes de la syphilis tertiaire, et il sera utile et intéressant pour nous d'étudier toutes les circonstances qui se rattachent à son histoire.

Avec les spécimens cliniques de syphilose pharyngo-nasale que je vous ai montrés ou décrits, vous pouvez vous faire une idée de cette affection. Vous en connaissez maintenant les principaux degrés. Ceux que vous n'avez pas vus, vous pouvez aisément vous les figurer. La syphilose nasale, par exemple, dans ses conséquences les plus extrêmes, est encore plus rare aujourd'hui qu'autrefois. Vous en rencontrerez peut-être quelques cas. Mais d'avance ne vous représentez-vous pas les effroyables désordres, les hideuses déformations qui résultent de la destruction, par carie ou par nécrose, de la charpente osseuse du nez? Quand la lame de l'ethmoïde, le vomer, les os propres, la voûte palatine ont été éliminés sous forme de séquestre, l'organe s'écroule, la bouche et les fosses nasales ne sont plus qu'une seule vaste cavité, une espèce de cloaque qui s'agrandit encore par la perte assez ordinaire, en pareil cas, du voile du palais et de ses quatre piliers. Ces lésions de l'isthme, vous les avez observées chez notre premier malade. Elles étaient, chez lui, aussi complètes que possible.

Que me reste-t-il à faire pour terminer l'histoire de ces graves manifestations de la syphilis? Il me reste à réunir et à rapprocher ce qui est un peu dispersé, dans ces leçons, au hasard de la clinique. Je vais donc laisser de côté les cas particuliers et vous exposer aujourd'hui des généralités qui auront pour objet la pathogénie, l'anatomie pathologique, le processus, les complications, les modes symptomatiques, le diagnostic, le pronostic et le traitement de la syphilose-pharyngo-nasale.

1

Occupons-nous d'abord de ses causes. Eh bien, messieurs, c'est un sujet qui ne nous demandera pas beaucoup de temps. La syphilose pharyngo-nasale est une affection qui émane directement de la syphilis. Vous voyez que c'est bien simple et presque banal. Mais je ne puis pas entrer, et je ne crois pas qu'il soit possible d'entrer plus avant dans son étiologie.

Quand je dis que cette affection émane *directement* de la syphilis, j'entends par là que la maladie constitutionnelle se passe de tout autre intermédiaire morbide pour la produire. Il serait presque naturel de supposer qu'elle est déterminée vers ces deux organes par quelque courant pathologique partiel ou diathésique, qui a les mêmes appétits qu'elle. Mais lequel?

Faut-il invoquer une disposition strumeuse antérieure? Vous avez vu que nos malades n'avaient aucune teinte appréciable de scrofule. Tout au plus quelques-uns accusaient-ils, d'après leurs plus lointains souvenirs, ce qu'on désigne vaguement sous le nom de gourmes.

Parlerai-je de l'arthritisme? Mais il n'a aucune prédilection bien marquée pour les fosses nasales et le pharynx; il n'attaque pas leurs parties essentielles; tout au plus afflige-t-il le nez de quelques couperoses spéciales qui lui font plus de peine que de tort réel, et qui ne menacent jamais son existence. J'en dirai autant de l'herpétisme qui reste, lui aussi, à fleur de peau et n'endommage pas les parties profondes.

Puisque les maladies constitutionnelles autres que la syphilis ne lui viennent point en aide, trouve-t-elle, du moins, dans certaines dispositions morbides locales, des auxiliaires étiologiques?

Pour ma part, je n'en connais pas. Les habitudes catarrhales du nez et du pharynx, leurs congestions si fréquentes, ne me semblent jouer aucun rôle prédisposant. S'il n'en était pas ainsi, quels sont les syphilitiques qui échapperaient à la syphilose pharyngo-nasale?

Nous aurions beau chercher, messieurs, que nous ne trouverions pas la moindre complicité dans ces méfaits de la syphilis. Elle s'en prend à ces deux organes parce que cela lui plaît, sans que rien l'y invite ou l'y oblige; ses caprices sont lettre close pour nous. Jusqu'ici, ils sont restés impénétrables, et leur *pourquoi,* qui existe, je n'en doute pas, est toujours à l'état de point d'interrogation.

Mais si les déterminations naso-pharyngiennes de la syphilis ne sont soumises à aucune règle apparente, n'existe-t-il pas, du moins, pour elles une certaine opportunité dans l'âge de la maladie constitutionnelle ?

A cette question on peut répondre par l'affirmative, tout en faisant quelques restrictions. Dans la plupart des cas, en effet, la syphilose naso-pharyngienne est le produit d'une syphilis mûre, qui est sortie de la phase virulente ou toxique pour imprégner plus profondément l'organisme et s'identifier d'une façon plus intime à toutes les opérations de sa vie plastique.

Il est difficile de fixer l'époque précise à laquelle se fait cette transformation constitutionnelle. En général, ce n'est qu'au bout de quatre ou cinq ans. D'autres fois, les conséquences ne s'en font sentir que beaucoup plus tard, après dix, quinze, vingt ans et plus. Aussi la moyenne du temps qui s'écoule entre l'accident primitif et l'apparition de cette syphilose est-elle très-difficile à établir.

Elle l'est d'autant plus, messieurs, que la syphilis, à une époque très-rapprochée de son origine, au bout d'un an et même moins, sévit quelquefois sur ces organes; et que son action, pour être précoce, n'en est pas moins violente et destructive. Je vous en ai cité des exemples. Ce sont là des exceptions, je le reconnais. Confirment-elles la règle, comme on le prétend ? Ne confirment-elles pas plutôt notre ignorance (1) ?....

(1) Outre les cas de syphilose pharyngo-nasale précoce qui me sont personnels et que j'ai décrits dans les leçons précédentes, j'en ai trouvé plusieurs dans l'excellent mémoire de M. le docteur Jullien, dont je parlerai plus tard, et qui a pour titre : *Recherches statistiques sur l'étiologie de la syphilis tertiaire.*

Sur cinquante-trois cas de syphilose pharyngo-nasale énoncés dans ses tableaux, j'en ai compté :

A. Parmi les malades qui n'ont pas été traités : deux cas au bout de deux ans de syphilis.

B. Parmi les malades traités dès l'apparition du chancre : un cas au

II

Que la syphilose naso-pharyngienne soit précoce, tardive, ou qu'elle se manifeste à l'époque la plus opportune de la syphilis, le processus de ses lésions est toujours le même. Mais il diffère essentiellement de celui qui est propre aux manifestations de la maladie constitutionnelle, pendant ses premières années. Il en diffère comme siége et comme nature. On dirait presque que les deux affections naso-pharyngiennes, propres l'une à la phase toxique et l'autre à la phase diathésique, ne procèdent pas de la même cause.

Ainsi, les plaques muqueuses qui constituent, à l'origine de la vérole, sa lésion la plus générale et la plus caractéristique, sont extrêmement fréquentes, avec toutes leurs variétés, sur l'isthme du gosier, principalement sur le pilier antérieur, sur les amygdales, sur le pilier postérieur et le voile du palais. Il n'est pour ainsi dire pas de cas où elles fassent défaut dans l'ensemble des accidents propres aux premières poussées. Mais, chose remarquable, elle ne franchissent jamais la limite du pilier postérieur en arrière ; ce n'est que tout à fait exceptionnellement qu'on en trouve sur les côtés du pharynx ou sur sa paroi postérieure.

Donc, *a priori*, lorsque vous verrez une lésion de nature syphilitique naître et évoluer sur l'isthme, à l'exclusion des parois pharyngiennes, vous pourrez presque dire, indépendamment de toute considération autre que le siége, qu'il s'agit d'une pharyngopathie secondaire.

Dans le nez, les plaques muqueuses sont beaucoup moins fré-

---

bout d'un an ; un cas au bout de quelques mois seulement ; trois cas au bout de deux ans ; un cas au bout de trois ans.

C. Parmi les malades traités à partir des accidents secondaires : cinq cas au bout d'un an et demi ; six cas au bout d'un an ; un cas au bout de deux ans ; un cas au bout de trois ans.

En prenant trois ans comme la limite extrême de la précocité, on voit que l'incubation moyenne des cas de syphilose pharyngo-nasale précoce a été de *dix-sept mois* à partir de l'invasion du chancre. — Les cas de syphilose pharyngo-nasale précoce sont aux cas de syphilose pharyngo-nasale tardive dans la proportion de *un à deux et demi.*

quentes que sur l'isthme. Elles se confinent sur la portion cartilagineuse de la pituitaire et restent accessibles à la vue, soit sur la face interne des ailes du nez, soit sur la partie la plus antérieure de la cloison. Elles ne remontent pas plus haut ; elles ne s'enfoncent jamais dans la profondeur des cavités nasales. Aussi ne déterminent-elles pas de catarrhe, car dans la partie qu'elles occupent la membrane est encore à moitié cutanée et pourvue d'une faible quantité de cryptes mucipares.

Quand des syphilitiques vous diront qu'ils éprouvent du malaise, de l'embarras, des douleurs dans les parties les plus élevées de l'organe et qu'ils sont atteints d'un catarrhe nasal persistant, défiez-vous de cette rhinopathie, alors même que la maladie n'en serait encore qu'à la première phase de son processus.

Je vous dis, messieurs, de vous défier de ces lésions, parce que leur siége ici, comme pour le pharynx, est l'indice de leur nature, toujours mauvaise en pareil cas et parfois excessivement maligne.

Les plaques muqueuses, habituellement érosives, peuvent devenir ulcéreuses et même entamer les membranes dans une assez grande profondeur ; mais elles sont résolutives. Elles ne font qu'effleurer la superficie des tissus ; et, même quand elles semblent suspectes et présentent une physionomie peu rassurante, elles se cicatrisent sans laisser aucune trace. Tout au plus les voit-on denteler, par exemple, très-finement, dans quelques cas exceptionnels, le bord libre du voile du palais.

Il n'en est pas ainsi des lésions dont nous allons nous occuper. Quels que soient leur mode de formation et leur processus, elles ont une invincible tendance à l'ulcération. Elles sont destructives dans un large rayon, non-seulement des tissus qui leur ont donné naissance, mais aussi des tissus voisins, et cela quelquefois avec une rapidité si effrayante qu'elles déroutent et déjouent tous nos efforts thérapeutiqnes.

Comment et pourquoi arrivent-elles à des effets aussi désastreux? Elles y arrivent de deux façons, par deux processus différents qui n'en aboutissent pas moins au même résultat.

III

Sur la muqueuse du pharynx et sur celle qui tapisse les deux faces du voile du palais, dans les parties supérieure et postérieure de la pituitaire, il y a des ulcérations syphilitiques qui, comme celles de certaines syphilides, s'établissent pour ainsi dire d'emblée, et presque du jour au lendemain. A peine sont-elles précédées par une hypérémie de quelques heures.

Au centre de cette *hypérémie*, les tissus perdent toute vitalité et se fondent en une bouillie sanguinolente, ichoreuse ou séro-purulente. L'ulcération est constituée. Elle gagnera plus tard en superficie et en profondeur, car de sa nature elle est essentiellement perforante et serpigineuse. Mais elle procédera toujours suivant le même mode, c'est-à-dire par une *congestion préalable et préparatoire*, suivie très-peu de temps après de la *mortification moléculaire* des tissus et de leur élimination sous forme puro-crustacée pour la peau, sous forme de concrétions membraniformes et pultacées pour les muqueuses, etc.

Il est difficile de déterminer d'une manière précise les opérations plus intimes qui se passent dans les tissus, entre le moment où ils deviennent le siége de la tache congestive, et celui où ils sont frappés de mort et rongés par l'ulcération. Il y a dans ce fait une espèce de gangrène moléculaire, de nécrobiose infinitésimale et progressive qui imprime à ces lésions le caractère du phagédénisme, sur les muqueuses comme sur la peau.

C'est surtout dans la syphilose pharyngienne qu'on observe cette variété d'ulcération, sur les parois latérales et sur la paroi postérieure du pharynx, sur le bord libre du voile, à la base de la luette et, plus rarement, sur les piliers.

Quoique l'isthme, comme je vous le disais, en soit plus rarement atteint que l'arrière-pharynx, il y a cependant un point où j'ai vu fréquemment se former des ulcérations tertiaires serpigineuses. Ce point c'est l'espace triangulaire formé par la réunion des deux piliers, en avant et en arrière, et inférieurement par l'amygdale. De là naissent et se propagent les pertes de substances ulcéreuses qui détruisent la moitié supérieure de l'amygdale et des piliers, quelquefois une partie du bord libre du voile, la partie latérale du pharynx et l'embouchure de la trompe d'Eustache. C'est ce qui explique pourquoi elles s'accompagnent fréquemment de surdité et de douleurs quelquefois intolérables dans l'oreille.

Il est probable que de pareilles ulcérations se produisent aussi sur la pituitaire. Mais comme elles se dérobent par leur siége à l'exploration directe, il est plus difficile de se rendre compte des phases diverses de leur processus.

IV

Ce ne sont pas là, du reste, les lésions les plus communes de la syphilose pharyngo-nasale. Voici, en effet, messieurs, comment se forment celles qu'on y observe le plus ordinairement, celles qui détruisent les plus larges surfaces et dont l'action embrasse tous les tissus stratifiés sur un même point, les os, le périoste, les plans fibreux, les muscles, aussi bien que les muqueuses.

L'opération pathologique qui est le préambule obligé de la perte de substance ne consiste plus ici en une simple hypérémie. L'*hypérémie* existe sans doute (où ne la trouve-t-on pas?); mais elle est *inflammatoire* et surtout *exsudative*. Le travail morbide a pour effet essentiel d'imprégner toutes les parties où il s'accomplit d'une matière plastique qui les infiltre et les baigne, comme la sérosité dans les œdèmes aigus.

Cette matière, si elle est liquide au moment de sa formation, ne tarde pas à se concréter et à faire pour ainsi dire corps avec les tissus au sein desquels elle s'est formée par *exsudation* ou par *prolifération cellulaire*.

Ce travail d'*hyperplasie* peut être aigu ou chronique, limité ou diffus, profond ou superficiel. De là toutes les variétés qu'on observe dans les lésions qui en sont la conséquence.

Quand il est diffus, sa forme est ordinairement inflammatoire et sa marche rapide. C'est l'*hyperplasie diffuse aiguë*.

Quand il se concentre sur un point, s'y circonscrit et s'y condense en une tumeur à forme nettement limitée, il a des allures moins vives. C'est la *gomme* proprement dite, qui est habituellement sous-muqueuse et a pour point de départ le tissu sous-muqueux, les muscles ou le périoste.

Enfin lorsque l'hyperplasie se fragmente en petites bosselures siégeant exclusivement dans l'épaisseur de la muqueuse, elle constitue ce qu'on appelle des *tubercules*, lésion commune à la peau et aux muqueuses, dont le processus, qui est très-variable, aboutit toujours à la destruction des tissus, quand il n'est pas arrêté dans son évolution.

Les trois formes de l'hyperplasie syphilitique, l'*hyperplasie diffuse*, la *gomme* et le *tubercule*, constituent le fond de presque toutes les lésions de la syphilose pharyngo-nasale.

V

Mais n'allez pas croire, messieurs, que vous pourrez les étudier à loisir dans cette région. La première phase de l'action morbide n'y est pas de longue durée. Ajoutez à cela qu'elle est habituellement latente, c'est-à-dire qu'elle ne se traduit que par des signes et des troubles fonctionnels obscurs ou insignifiants. De la gêne, plutôt que de la douleur, une tuméfaction diffuse ou circonscrite, avec rougeur et tension des tissus, tels sont les phénomènes communs à l'hyperplasie. Joignez-y ceux qui sont propres à chaque forme. Aussi n'est-il pas étonnant qu'elle passe inaperçue ou qu'elle soit méconnue.

Bientôt les produits plastiques subissent le travail de *régression* qui les liquéfie ; ils se fondent, se détruisent et entraînent avec eux tous les tissus qu'ils infiltraient. Cet événement est d'ordinaire précédé par une exaspération des phénomènes subinflammatoires de l'hyperplasie. La tension, la rougeur, la sensibilité des parties malades augmentent pendant un temps plus ou moins long, comme s'il s'agissait d'un abcès qui va s'ouvrir. On pourrait percevoir de la fluctuation si les régions s'y prêtaient. La tumeur perce ; et, à sa place, au bout de quelques heures, on voit une ulcération à bords taillés à pic, qui s'agrandit rapidement jusqu'à ce qu'elle ait atteint et même dépassé, dans tous les sens, les limites de l'hyperplasie.

Quand l'élimination des produits plastiques s'est complétement faite, le travail ulcératif s'arrête comme si sa tâche était terminée. C'est alors que commence la période de réparation.

Il est rare, en effet, que les ulcérations qui procèdent de l'hyperplasie soient serpigineuses, phagédéniques ; elles ont même le caractère opposé et se cicatrisent parfois aussi rapidement qu'elles s'étaient formées. Il semble qu'elles restent imprégnées jusqu'à la fin de la plasticité dont l'exubérance plutôt que la nature a été la cause de tous les désordres. Quelle différence n'y a-t-il pas, à cet égard, entre ces ulcérations et les premières, dont la tendance est primitivement et incessamment destructive !

La fonte des hyperplasies diffuses, surtout quand elles ont le caractère aigu, est la plus dangereuse. C'est à elle qu'il faut rapporter la destruction partielle ou totale du voile du palais.

La fonte des hyperplasies circonscrites, c'est-à-dire des gommes et des tubercules, fait moins de ravages. Son action se manifeste surtout dans le sens de la profondeur : elle perforera, par exemple, le voile du palais, la voûte palatine, laissant intacts, à côté d'elle de petits lambeaux, des ponts très-étroits de substance saine, que l'hyperplasie plastique diffuse n'eût pas manqué d'emporter avec tout le reste (1).

---

(1) J'ai pensé que, dans ces leçons, il était superflu de donner des développements minutieux à la question de l'histologie pathologique. Les lésions de la syphilose pharyngo-nasale ne présentent pas, en effet, une structure intime autre que celle qui est commune à toutes les lésions de la syphilis en général. J'ajoute que la naissance, la mort ou la transformation des éléments cellulaires s'y produisent de la même manière que dans toutes les régions de l'organisme. Ainsi l'infiltration gommeuse diffuse ou concentrée résulte d'une hyperplasie du tissu conjonctif. Or cette hyperplasie consiste, soit dans une exsudation spécifique, soit dans la prolifération plus ou moins rapide d'une grande quantité de cellules jeunes ou embryonnaires. Ces cellules, créées par le processus irritatif de l'action syphilitique, constituent un état organo-pathologique transitoire fatalement condamné à des métamorphoses ultérieures. A des degrés divers, et suivant des combinaisons très-variables, ces métamorphoses aboutissent à trois résultats : 1° à la mort des cellules embryonnaires, qui, par l'exubérance de leur vie éphémère, tombent dans le déliquium granulo-graisseuse : c'est le *mode ulcératif* ou *nécrobiotique*; 2° à l'élimination par absorption, après une dégénérescence incomplète : c'est le *mode résolutif*; 3° à leur transformation en tissu fibreux morbide : c'est le *mode sclérotique*.

Ce dernier mode de métamorphose s'observe quelquefois dans l'infiltration gommeuse des pharyngopathies syphilitiques. Il a été bien étudié et exactement décrit par M. Alphonse Guérin (Bulletins de la Société de chirurgie, 1873, fasc. 1 et 2). L'hypergénèse du tissu cellulaire sous-muqueux, quand elle est abondante et étendue, détermine

VI

C'est sur la voûte palatine osseuse que les gommes s'établissent de préférence; on les observe aussi dans l'épaisseur du voile du palais, et là il est difficile de les distinguer des tubercules. Par le fait, ce sont deux tumeurs absolument identiques au point de vue de leur structure intime. Je ne vois entre elles d'autre différence que celle de leur siége, la gomme pouvant se développer partout, tandis que le tubercule reste confiné dans le derme muqueux ou cutané. Aussi est-il moins dangereux que la gomme. La gomme, en effet, détruit une plus grande épaisseur des tissus; et, pénétrant jusqu'aux os, quand elle n'a pas pris naissance dans le périoste, c'est elle qui est la cause immédiate de leur nécrose.

Dans les syphiloses naso-pharyngiennes, les nécroses partielles proviennent en effet souvent de la fonte d'une gomme. Par la destruction du périoste et des muqueuses pharyngienne, palatine ou pituitaire, les tumeurs gommeuses privent de ses moyens de nutrition un département plus ou moins étendu des os minces et plats des cavités nasales. De là ces séquestres noirs d'os nécrosés qu'on voit au fond des ulcérations de la voûte palatine et qui, par

---

des déformations, des déviations et des rétrécissements de la cavité pharyngienne. C'est un processus analogue à celui qui produit l'engorgement sclérotique et le rétrécissement consécutif syphilitiques des parois du vagin, du rectum et de l'œsophage. Après sa période d'irritation formative, qui peut durer plus ou moins longtemps, le processus sclérotique doit subir, lui aussi, la phase ulcérative ou être éliminé par absorption, soit spontanément, soit sous l'influence des spécifiques. D'autres fois la néoformation cellulaire se convertit en un tissu cicatriciel définitif qui se crée de toutes pièces et sans le travail ulcératif préalable qu'il est habituellement chargé de réparer.

Pendant les premières phases de la syphilis, j'ai observé fréquemment l'hypergénèse sclérotique du tissu cellulaire dans diverses régions. Il donne lieu à des hypertrophies cutanées ou muqueuses qui ressemblent à l'éléphantiasis. Mais, à cette période de la maladie constitutionnelle, il n'aboutit presque jamais à l'ulcération ou à la transformation cicatricielle. Il est essentiellement résolutif et par conséquent infiniment moins grave que celui qui provient de l'hyperplasie tertiaire.

leur élimination et leur chute, complètent et laissent béantes les communications anormales des cavités. C'est par ce mécanisme que se produisent les perforations de la voûte palatine et de la cloison osseuse des fosses nasales.

VII

Les lésions osseuses occupent, dans la syphilose naso-pharyngienne, une place au moins aussi importante que les lésions des parties molles. Aussi méritent-elles d'être étudiées avec soin.

Toutes les nécroses ne sont pas consécutives et produites par l'ischémie qu'entraîne dans le tissu osseux le voisinage des tumeurs gommeuses ou des hyperplasies diffuses. L'action syphilitique s'établit aussi primitivement sur les os, et elle les attaque de deux façons qui ont une grande analogie avec les deux processus destructifs des parties molles.

Ainsi le premier processus est constitué par une congestion rapidement suivie d'une destruction moléculaire, d'une sorte de phagédénisme du tissu osseux. C'est *l'ostéite* et *la carie.*

Cette forme de lésion osseuse coïncide fréquemment avec les ulcérations serpigineuses de la pituitaire. C'est elle surtout qui détruit les cornets, les os propres du nez, les cellules de l'ethmoïde, les pièces osseuses de la cloison, etc. Elle donne lieu à une sécrétion abondante de pus ichoreux qui se mêle avec celui que fournissent aussi les ulcérations de la pituitaire. Telle est la cause du catarrhe nasal syphilitique, qu'on désigne habituellement sous le nom d'*ozène.* Vous voyez qu'il ne consiste pas en une perversion sécrétoire des cryptes de la muqueuse de Schneider. L'odeur infecte qu'il exhale provient des altérations putrides que subit, au contact de l'air, dans les fosses nasales, le mélange du pus, de l'ichor, du sang, du catarrhe inflammatoire et des sécrétions normales du nez.

VIII

Tandis que la carie a pour siége de prédilection la partie supérieure des fosses nasales, le second processus des lésions osseuses, c'est-à-dire la *nécrose*, s'établit plus volontiers sur la voûte palatine et les os qu'elle supporte. Quand elle est primitive, elle résulte de l'infiltration diffuse ou gommeuse des cellules osseuses, et se produit de la même manière que la destruction des parties molles. Au moment où s'effectue la fonte de l'hyperplasie, le tissu osseux se trouve frappé de mort dans une étendue qui correspond à celle de l'infiltration ou qui la dépasse.

Qu'arrive-t-il alors, messieurs? c'est qu'il faut que le sequestre soit éliminé. Or il ne peut l'être que si les parties molles qui le recouvrent s'ulcèrent pour lui livrer passage. C'est ce qui a lieu. De là des pertes de substance plus ou moins considérables, qui mettent le sequestre à nu. Vous le voyez, c'est l'inverse de ce que je vous décrivais tout à l'heure : le point de départ était dans les parties molles et frappait l'os consécutivement; ici il est dans l'os et il n'atteint qu'ultérieurement les parties molles. Le résultat est toujours le même.

Du reste, les deux ordres de lésions sont quelquefois simultanés et concordent dans toutes les phases de leur évolution. L'action hyperplasique envahit alors tout à la fois les os, les muqueuses, le périoste; puis, subissant sa phase régressive, elle entraîne les parties molles et les parties dures dans la même débacle. Si elle est diffuse, jugez quels désordres en sont la conséquence ! C'est en pareil cas qu'on voit tomber du même coup, par le fait de la nécrobiose des parties molles et des parties dures, toute la région moyenne de la voûte palatine et la moitié supérieure de la cloison du nez.

IX

Il ne faudrait pas croire que ces modes de processus, l'ulcératif et l'hyperplasique, soient exclusifs l'un de l'autre et constituent deux formes distinctes de syphilose pharyngo-nasale; ils coïncident, au contraire, fréquemment soit sur des parties éloignées, soit côte à côte. D'autres fois ils se combinent en une active destruction commune, où il serait difficile d'établir la part qni revient à chacun d'eux. Au milieu des déjections nasales ne trouve-t-on pas des fragments osseux déchiquetés, rongés dans tous les sens par l'ostéite et la carie, et détachés en bloc par la nécrose?

La nécrose peut se fixer dans les parties supérieures des fosses nasales, quoique la carie y soit plus commune. De même on peut observer parfois la carie sur la voûte palatine et les parties inférieures de la cloison osseuse. Je l'ai vue trois ou quatre fois sur le maxillaire supérieur, au niveau de l'arcade dentaire, sur le point le plus antérieur de la voûte, ou même au-dessous de la cloison cartilagineuse et derrière la lèvre supérieure.

X

Les parties postérieure et supérieure du pharynx reposent sur la colonne cervicale et sur l'apophyse basilaire. Elles n'ont pas avec ces os les rapports immédiats, intimes de la muqueuse palatine et de la pituitaire avec les os des cavités bucco-nasales. On pouvait donc prévoir, *à priori*, qu'il n'y aurait pas dans ces points une connexité presque inévitable entre les lésions des parties molles et celles des parties dures.

Aussi ne voit-on presque jamais les ulcérations des parois pharyngiennes, quel que soit leur processus, s'étendre jusqu'à la colonne vertébrale et l'apophyse basilaire, et y déterminer de la nécrose ou de la carie. Le fait pourtant ne serait pas impossible. Je ne l'ai jamais constaté et je ne me rappelle pas en avoir lu d'exemple bien authentique.

Les lésions osseuses primitives de la colonne cervicale et de l'apophyse basilaire sont très-rares aussi dans la syphilis. Elles consistent ordinairement en tumeurs gommeuses développées au centre ou vers la partie antérieure des vertèbres. Quand ces tumeurs se fondent, les cavités qui contiennent leurs débris s'ouvrent et se déversent soit dans le canal rachidien, soit dans le pharynx. Si c'est dans le pharynx, il en résulte des abcès rétro-pharyngiens présentant la plus grande analogie avec les abcès par congestion symptomatiques de la carie scrofuleuse. Ces abcès ne tardent pas à s'ulcérer, et une large communication s'établit alors entre la cavité pharyngienne et les cavernes creusées au milieu de la substance vertébrale.

Je vous le repète, messieurs, ce sont là des lésions tout-à-fait exceptionnelles, du moins aujourd'hui. J'en dirai autant des excavations ulcéreuses qui résultent du ramollissement des tumeurs gommeuses développées dans les ganglions post-pharyngiens. Il serait donc inutile de nous y arrêter plus longtemps, car elles n'appartiennent que d'une manière indirecte au groupe des manifestations qui constituent la syphilose naso-pharyngienne.

XI

Pour compléter la description anatomo-pathologique de cette affection, il me reste à vous parler des *difformités* qui se produisent quelquefois pendant la période de réparation. Comme les parties ulcérées se trouvent constamment en contact, il s'établit entre elles des adhérences anormales qui, s'ajoutant à la rétraction cicatricielle, ont pour effet de rétrécir le canal pharyngien.

C'est entre les débris du voile du palais lacéré, perforé ou divisé par des ulcérations, et les parois latérales et postérieures du pharynx, également ulcérées, que se produisent ces adhérences. Les premières observations qui en ont été publiées sont dues au docteur Von den Hœven (1) et au professeur Szymanowski (2). Ce dernier en compte neuf. Sigmund en a recueilli quatorze qu'il n'a pas décrites isolément, mais qui lui ont donné l'occasion de remarques importantes sur les conditions et la marche des ulcérations du voile et du pharynx, qui précèdent les adhérences (3). Antérieurement, Hébert Mayo avait dit que les débris du voile du palais peuvent se souder avec le pharynx et s'appliquer contre l'ouverture postérieure des fosses nasales, et que, si la respiration nasale n'est pas complétement supprimée, du moins le ton nasal qui accompagne l'ulcération du voile devient permanent. Bryk, Dieffenback, Czermak, Coulson, Malgaigne et Robert ont aussi parlé de ces adhérences, surtout au point de vue des opérations qu'elles nécessitent.

Tous ces documents, et trois observations qui lui sont personnelles, ont fourni à M. Julius Paul (de Breslau) la matière d'un mémoire intitulé : *De l'adhérence du voile du palais à la paroi postérieure du pharynx, à la suite d'ulcérations, et de ses conséquences*, qui a été traduit par M. le docteur Verneuil, dans les ARCHIVES DE MÉDECINE (4). C'est le travail le plus important et le plus complet qui ait paru sur ce sujet.

---

(1) ARCHIV. FÜR KLINISCHE CHIRURGIE, t. I, p. 448.

(2) PRAGER VIERTELJAHRSCHRIFT, 1864, t. I, p. 59.

(3) VIENER MED. WOCHENSCHRIFT, 1854, n° 48, et ŒSTERR. ZEITSCHRIFT FÜR PR. HEILKUNDE, 1857, n° 29.

(4) ARCHIVES GÉNÉRALES DE MÉDECINE, vol. 2e, 1865, p. 422.

Dans presque tous les cas, messieurs, l'origine de ces adhérences est syphilitique. Ainsi, sur 30 cas, deux fois ce sont des abcès scrofuleux, une fois la diphthérite, et une fois un rhume de nature inconnue. Dans les 26 autres cas, la syphilis était évidente; elle avait produit des désordres graves et de longue durée, du côté de la gorge; elle avait eu de fréquentes récidives et laissé des traces de son action sur différentes parties du corps.

Pour que ces adhérences se produisent, il est nécessaire que les ulcérations qui les précèdent soient simultanées sur la face postérieure ou au bord libre du voile du palais, et sur la paroi postérieure du pharynx. Comme cette condition de la simultanéité n'est pas fréquente, et que le pharynx et le voile s'ulcèrent surtout par points isolés, et l'un après l'autre, il en résulte que les adhérences sont relativement rares dans la syphilose naso-pharyngienne.

Et puis, quelquefois, comme dans notre première observation, tout le voile a été enlevé, ou il en reste trop peu pour que ses débris puissent aller rejoindre la paroi postérieure du pharynx. Mais, supposez que chez ce malade, dont les parois postérieure et latérales du pharynx étaient couvertes d'ulcérations, il eût existé encore quelques lambeaux flottants du voile, également ulcérés, nul doute que des soudures se seraient formées pendant la période de réparation à laquelle vous avez assisté, et nous aurions été bien empêchés de nous y opposer. C'est ce qui me faisait vous dire alors que la perte complète du voile et des piliers, quoique toujours extrêmement fâcheuse, trouvait une sorte de compensation dans l'impossibilité d'adhérences ultérieures.

XII

Comme fréquence, les ulcérations de la paroi postérieure du pharynx l'emporteraient, d'après le docteur Julius Paul, sur celles de la paroi postérieure du voile, et elles échapperaient souvent à l'observation, parce qu'elles occupent surtout la partie supérieure du canal guttural, la cavité naso-pharygienne, où, masquées par le voile, elles ne deviennent visibles que quand on le soulève. On découvre alors des ulcères de toutes les formes et à tous les degrés : fissures allongées de la muqueuse, pénétrant jusqu'aux couches musculaires; ulcères à bords taillés à pic, arrondis, ovalaires, ou à contours irréguliers, petits et multiples, ou développés sur une longue étendue, et, dans ce cas, phagédéniques et serpigineux, superficiels ou profonds, et allant quelquefois jusqu'aux os et aux faisceaux ligamenteux des vertèbres cervicales, simples ou compliqués de périostite suppurante, de gommes suppurées des vertèbres cervicales, etc., etc. Mais le point de départ de l'ulcération n'est-il pas alors plutôt dans le tissu cellulaire sous-cutané et dans les vertèbres que dans la muqueuse pharyngienne? D'après Sigmund, ces ulcères proviendraient de petites infiltrations analogues à des tubercules et occupant la couche sous-muqueuse, ou bien de la suppuration des follicules de la muqueuse.

La description que je viens de vous donner des ulcères syphilitiques rétro-naso-pharyngiens s'applique aussi aux ulcères des fosses nasales. On en trouve là à fond sanieux, grisâtre, gangréneux, à bords irréguliers et fongueux, à croûtes brunes, noires et fétides, recouvrant toujours des points du squelette nasal carié, ramolli ou nécrosé. Ajoutez à cela qu'au milieu de ces produits morbides se rencontrent des lamelles osseuses qui deviennent une source d'irritation continuelle, et qu'il n'est pas rare d'observer autour de la dénudation osseuse des clapiers, des fistules, des décollements plus ou moins étendus de la muqueuse, etc., etc. Dans les cas extrêmes, le processus a pénétré parfois jusqu'à l'intérieur de la boîte crânienne. Weber en a cité un exemple remarquable (1) : dans un ozène syphilitique invétéré, la secrétion nasale diminua et fut bientôt suivie d'une encéphalopathie mortelle, qui avait présenté pendant la vie, outre de la céphalalgie et des contractures, les signes de l'infection purulente. A l'autopsie on trouva une méningite suppurée de la base et une thrombose d'un des sinus caverneux et de la veine ophthalmique correspondante. Il y avait en outre des abcès métastatiques dans le foie, dans les poumons et un épanchement purulent dans la plèvre.

Les ulcérations de la face postérieure du voile du palais échappent encore plus facilement que celles de la paroi postérieure et supérieure du pharynx à l'observation directe, à moins qu'elles ne contournent son bord libre et n'envahissent sa face antérieure.

(1) *On syphilitic coryza.* (MED. CHIR. TRANS., vol. XIII.)

Mais il y a pourtant deux signes qui permettent de soupçonner leur existence : la rougeur de la face antérieure sous forme de *tache*, et surtout sa *tension*, allant jusqu'à l'immobilité de l'organe. — Plus loin nous étudierons ces signes avec tout le soin qu'ils méritent.

XIII

Il n'existe que trois cas de *soudure complète* du bord libre du voile, y compris la luette, avec la paroi postérieure du pharynx, sans perte de substance ni perte du voile. L'un appartient à Hope, l'autre à Coulson, le troisième à Czermak. Presque toujours l'adhérence est précédée par des pertes de substance, par des perforations, par des divisions totales ou partielles, par des échancrures, des fentes longitudinales ou triangulaires du voile du palais.

Il est facile de comprendre qu'il en soit ainsi. Quelle est, en effet, la principale cause qui s'oppose à ces adhérences? Évidemment, messieurs, c'est la mobilité du voile, mis sans cesse en mouvement par ses propres muscles, par le passage des aliments et par le courant de l'air inspiré et expiré. Il faut y ajouter la tension qui immobilise, il est vrai, le voile, mais le tient éloigné du pharynx. Cette tension disparaît avec la perforation ou la division du voile par ulcération. L'effet de ces lésions est donc de faire cesser la tension du voile, de détruire ou de paralyser une partie de ses muscles et de diminuer la prise que sa surface fournissait, pour lui imprimer des mouvements, au courant d'air inspiré et expiré et au passage des substances alimentaires.

« Les fragments du voile, dit M. Julius Paul, sous l'influence de la paralysie ou de la destruction des tissus, pendent et se portent en arrière pendant l'inspiration; mais un contact très-court suffit pour produire un commencement d'adhérence persistante, lorsque les ulcérations qui couvrent les deux surfaces opposées passent de l'état de destruction moléculaire à celui de régénération plastique par granulations. Il est très-difficile d'empêcher l'adhésion de deux surfaces granulées (même dans d'autres parties du corps) par des moyens mécaniques ou caustiques; ces adhérences se propagent très-vite et deviennent très-résistantes; elles s'établissent d'autant plus facilement qu'on les remarque moins (1). »

(1) Arch. de méd., *loc. cit.*, p. 499.

XIV

Quel est l'aspect que présente l'isthme du gosier, lorsque ces adhérences se sont établies? Eh bien, messieurs, cet aspect varie beaucoup. Mais il offre un caractère commun dans tous les cas : l'isthme ou plutôt la nouvelle communication entre la bouche et le pharynx est reportée en arrière. Quelquefois cet hiatus affecte une forme régulière. Il est alors situé sur la ligne médiane, et les deux fragments du voile qui le limitent latéralement affectent une direction qui va depuis l'obliquité très-prononcée en bas et en arrière jusqu'à l'horizontalité presque complète. La cavité pharyngienne se trouve donc divisée en deux cavités presque distinctes par une sorte de diaphragme percé d'une ouverture ovalaire ou triangulaire.

Quand un des côtés du voile seulement se soude, l'hiatus, limité sur le côté opposé par la paroi latérale du pharynx, se trouve porté latéralement; il est irrégulier et son bord membraneux est rectiligne, falciforme, déchiqueté, horizontal ou oblique, soit en bas, soit plus rarement en haut.

Enfin, la soudure peut se faire de telle façon que le diaphragme est complet, sans solution de continuité, et qu'il n'existe plus aucune communication entre les fosses nasales et la partie buccale du pharynx. C'est ce qui eut lieu chez une fille de 14 ans observée par Czermak à la clinique de Dumreicher. Elle était affectée depuis deux ans d'ulcérations scrofuleuses de la gorge et des fosses nasales. La cicatrisation eut lieu, mais avec soudure du voile. Lorsque la bouche était fermée, toute voie à l'air inspiré ou expiré était close, de telle sorte que la respiration n'était possible que par la bouche.

« Malgré cette adhérence, le voile du palais était encore mobile; il se soulevait et s'abaissait, se tendait et s'affaissait pendant l'émission des vocales, qui étaient tout à fait pures; l'*i* seulement paraissait un peu étouffé; au contraire, la formation des diphthongues était impossible. Dans le langage courant, on remarquait, comme cela arrive quand on parle en se bouchant le nez, des arrêts destinés à permettre l'issue hors de la bouche de l'air accumulé dans cette cavité par la production d'une série de sons, car cet air ne pouvait plus, comme dans l'état normal, s'échapper par les fosses nasales insensiblement et sans interruption de la parole, en passant par la fente pharyngo-staphyline entr'ouverte (1). »

W. Coulson a observé un cas analogue (2) : consonnes et labiales sans timbre et confuses, respiration nasale impossible, goût et odorat abolis, tels étaient les troubles causés par la soudure complète du voile aux parois latérales et postérieures du pharynx.

Un troisième cas appartient à Hope. Ces trois cas sont, je crois, les seuls qui existent. Une oblitération aussi complète n'est guère possible dans la syphilose naso-pharyngienne, qui détruit presque toujours une partie du voile ou le perfore. Dieffenbach, parlant d'une fusion de la face postérieure du voile avec la paroi pharyngienne, faisait remarquer qu'elle succédait le plus souvent à des ulcérations scrofuleuses, dont les granulations s'accolent et se confondent, et qu'il en résultait ou une séparation complète entre les cavités nasale et pharyngée, ou une séparation avec petite ouverture arrondie et cicatrisée, au lieu qu'occupait la luette.

Quelle que soit l'origine de ces adhérences, l'hiatus présente des dimensions très-variables. Dans un cas du docteur Julius Paul, où la syphilis était cause de la lésion, l'ouverture ovalaire, limitée en avant par le bord postérieur de la voûte, et sur les côtés par les débris du voile et les piliers postérieurs soudés au pharynx, permettait tout juste l'introduction du doigt. En haut, du côté des fosses nasales, cette ouverture se rétrécissait encore et n'admettait qu'un fort tuyau de plume. Aussi le malade avait-il beaucoup de peine à respirer la bouche fermée et à se moucher.

Je pense, messieurs, qu'il n'est pas utile de m'étendre plus longuement sur l'anatomie pathologique de la syphilose naso-pharyngienne. Nous aurons, du reste, plus tard, au sujet du diagnostic, l'occasion de discuter quelques-uns de ses points les plus obscurs.

Un mot encore sur les perforations du voile du palais. Ces perforations peuvent avoir lieu sur tous les points de son étendue ; mais elles sont infiniment plus fréquentes à l'endroit où il s'insère sur la voûte palatine, car c'est là qu'il est le plus tendu et le plus mince.

(1) Arch. de méd., *loc. cit.*, p. 424-425.
(2) Lancet, nov. 1862, p. 592.

Je vous ai dit que le processus était quelquefois très-vif, qu'il existait une véritable inflammation aiguë du parenchyme du voile du palais, de nature syphilitique, qui précédait et préparait l'ulcération. Celle-ci, petite au début, ne procède pas toujours d'une gomme ou d'un tubercule; et pourtant elle creuse et détruit très-rapidement.

Ce fait tient sans doute à sa nature, mais très-souvent aussi à ce qu'elle se trouve placée *au-dessus d'un follicule muqueux* qui lui fournit une cavité toute prête, qu'elle élargit rapidement par la fonte phagédénique des tissus circonvoisins.

Quand ces petites ulcérations sont multiples et voisines, et qu'elles s'agrandissent tout à coup en effondrant quelques cryptes mucipares, il peut se produire des pertes de substance très-considérables, par le fait du travail ulcératif et aussi par la gangrène en masse des tissus sains intermédiaires, que ces foyers morbides privent de leurs moyens de nutrition.

Il en résulte des ouvertures déchiquetées, irrégulières, des fentes séparées quelquefois par des ponts de substance saine qui ne tardent pas à se déchirer, etc., etc.

Si petites qu'elles soient, les perforations syphilitiques du voile du palais ne se ferment presque jamais spontanément. Leurs bords se cicatrisent et s'amincissent, mais ne se réunissent pas par granulations.

Nota. — A l'époque où je fis ces leçons, je n'avais vu aucun cas d'*adhérences syphilitiques complètes* du voile du palais à la paroi postérieure du pharynx. Elles sont du reste fort rares. Pourtant, le hasard m'a favorisé, et il m'a été permis dernièrement d'en observer un cas très-curieux.

Ce cas trouve naturellement sa place ici, après la description anatomo-pathologique de la syphilose pharyngo-nasale.

CHANCRE INFECTANT EN 1864, SUIVI DE PLUSIEURS ATTAQUES GRAVES DE PHARYNGOPATHIE SYPHILITIQUE. — EN 1869, PERTE D'UNE PARTIE CONSIDÉRABLE DU VOILE DU PALAIS. — ADHÉRENCES COMPLÈTES DE LA PAROI POSTÉRIEURE DU PHARYNX AUX DÉBRIS DU VOILE ET DE L'ISTHME, INTERCEPTANT TOUTE COMMUNICATION ENTRE LES ARRIÈRE-NARINES ET LA CAVITÉ BUCCO-PHARYNGIENNE.

M. F..., 33 ans, menuisier en fauteuils, se présenta à ma consultation de l'hôpital du Midi, le mardi 15 février 1876, pour se faire soigner d'une éruption superficielle de la face et du cuir chevelu qu'il croyait à tort être syphilitique.

Il me raconta que douze ans auparavant, c'est-à-dire en 1864, il avait contracté un chancre infectant. Jusque-là sa santé avait toujours été très-bonne et il ne lui était jamais survenu aucune manifestation de maladie constitutionnelle héréditaire ou acquise, soit rhumatismale, soit scrofuleuse.

Les premières poussées de la syphilis furent bénignes chez lui et passèrent inaperçues. Ainsi, il n'a jamais eu, paraît-il, d'éruption sur le corps. Néanmoins, sa santé fut fortement éprouvée, et, depuis cette époque, il devint très-sujet à des maux de gorge interminables.

Ainsi, la syphilis semble avoir concentré toute son action sur le pharynx. En 1867, les pharyngopathies devinrent plus graves et le malade se fit traiter successivement à Saint-Louis, à Saint-Antoine, et à Lariboisière. Partout on lui fit prendre de l'iodure de potassium.

Un an et demi après, en 1869, il perdit, dit-il, tout d'un coup, la *totalité du voile du palais.*

Marié une première fois, deux ans après le chancre syphilitique, il eut un enfant mort-né. En 1873, il s'est marié en secondes noces et a eu deux enfants qui se portent bien, l'un est âgé de 22 mois et l'autre de 6.

Depuis la chute du voile du palais, cet homme s'est toujours bien porté; mais il lui est impossible de respirer par le nez. Sa voix était devenue très-nasonnée après l'accident; à force d'études sur lui-même pour en corriger les défauts, il est parvenu peu à peu à lui rendre son timbre à peu près normal.

Voici quel était son état lorsque je l'ai examiné le 15 février :

Sur la paroi postérieure du pharynx, près de la ligne médiane, un peu à droite, on voit une *bande cicatricielle blanche*, large de 1 centimètre et demi, dentelée sur ses bords, lisse et nacrée. Elle s'enfonce en bas derrière le pharynx et se termine en haut sur le sommet d'un *triangle isocèle* dont la base est constituée par la langue, et les côtés par deux replis falciformes qui se dirigent obliquement de bas en haut, d'avant en arrière et de dehors en dedans, vers la paroi postérieure du pharynx sur laquelle ils s'insèrent en se réunissant. L'espace triangulaire ainsi circonscrit, c'est l'isthme du gosier, et les deux replis falciformes latéraux, ce sont les deux piliers antérieurs tendus et immobilisés par leur adhérence à la paroi postérieure du pharynx.

La voûte palatine se prolonge *horizontalement* jusqu'à cette paroi postérieure. On pourrait croire que tout le voile du palais a disparu tant cette voûte est *tendue et immobile;* mais, en l'explorant attentivement avec le doigt, on finit par s'assurer que, au delà de la voûte osseuse, il existe un *diaphragme membraneux*, de deux centimètres environ de largeur d'avant en arrière. Ce diaphragme membraneux est si fortement tendu qu'il présente presque la consistance et la rigidité de la voûte osseuse ; toutefois, en le pressant vivement avec la pulpe du doigt explorateur, on sent qu'il *cède un peu* et qu'il est constitué par une portion du voile du palais.

Son insertion a lieu sur la paroi pharyngienne, *au sommet du triangle où viennent converger la cicatrice médiane et les deux piliers antérieurs.*

Derrière ces piliers antérieurs qui font une saillie considérable, on n'aperçoit aucun vestige des amygdales ni des piliers postérieurs. A leur place, il y a deux culs-de-sac vides. On pourrait supposer, ce que j'ai fait au premier abord, que ces deux culs-de-sac font communiquer la bouche et le pharynx avec les arrière-narines. Mais il n'en est rien, et, en portant le doigt derrière les piliers, on s'assure que des adhérences complètes les unissent avec la paroi pharyngienne et les débris du voile, de telle sorte qu'il n'y a pas la *moindre communication* entre les narines d'une part, la bouche et le pharynx de l'autre.

Toutes les parties constituantes de l'isthme nouveau, du pharynx et du *diaphragme palatin*, affectent une régularité et une symétrie qui donneraient le change sur la gravité et l'étendue des désordres, si on n'y regardait pas de près. Elles sont du reste saines et rosées. L'isthme triangulaire dont le sommet s'insère au pharynx avec le diaphragme palatin est immobile sur ses côtés, mais assez large pour laisser un libre passage aux substances alimentaires, surtout quand la base de la langue se creuse en gouttière.

Voici maintenant quels sont les troubles fonctionnels produits par cette *atrésie complète* du canal pharyngien :

La respiration par le nez est absolument impossible ; le malade respire toujours la bouche ouverte. Il ne peut pas se moucher ; quand il est enrhumé, toutes les mucosités nasales sont obligées de sortir d'elles-mêmes par les deux ouvertures antérieures des narines.

Le nez n'a subi, ni dans sa charpente, ni dans sa muqueuse, aucune altération ; pourtant le sens de l'odorat est presque aboli, la circulation de l'air n'ayant plus lieu dans l'intérieur des fosses nasales. Néanmoins, le sens du goût est à peu près à l'état normal.

L'ouïe est un peu affaiblie, surtout à gauche. Une particularité bizarre, c'est que le contact de l'eau froide sur la figure *bouche*, au dire du malade, momentanément les deux oreilles. Cette *surdité réflexe* disparaît avec la sensation du froid. Le phénomène est surtout sensible dans l'oreille qui entend le moins mal. Ayant peur de devenir tout à fait sourd, le patient a la précaution de ne se raser et de ne se débarbouiller jamais qu'à l'eau chaude.

A force d'exercice, il est parvenu à faire disparaître le *timbre nasonné* de sa voix ; elle a maintenant un *caractère guttural* et se fait surtout remarquer par l'*absence de résonnance* et la *faiblesse de l'amplitude sonore.*

La déglutition s'exécute régulièrement.

Il n'existe actuellement aucune manifestation syphilitique. La diathèse paraît éteinte chez lui depuis la guérison de la pharyngopathie.

Il me semble qu'il serait difficile de trouver un cas plus net d'*atrésie syphilitique complète* du pharynx. La moitié ou le tiers antérieur du voile du palais, respecté par l'ulcération, s'est soudé à la paroi postérieure du pharynx, qui était elle-même le siége d'une ulcération considérable, comme l'atteste la cicatrice médiane. Il en est résulté que la voûte palatine *a pu se prolonger horizontalement* jusqu'au pharynx et qu'un *diaphragme membraneux*, formé des débris du voile, divise maintenant le canal pharyngien en deux parties : une supérieure, les arrière-narines où s'ouvrent les trompes ; l'autre inférieure ou bucco-pharyngienne.

La partie inférieure ou bucco-pharyngienne du pharynx, située au-dessous du diaphragme palatin, est subdivisée elle-même en deux parties par un *diaphragme incomplet* qui n'est autre chose que le nouvel isthme du gosier. Il est sur un plan obliquement dirigé d'avant en arrière et de bas en haut, des cotés de la langue au pharynx, où il vient se souder avec le diaphragme palatin horizontal. Ce diaphragme est constitué en bas par la base de la langue, et sur les côtés par *deux grands replis de la muqueuse* qui ne sont autre chose que les piliers antérieurs tendus, élargis et immobilisés par leur soudure au pharynx.

Il est percé à son centre d'une ouverture *régulièrement triangulaire* dont le sommet s'insère sur la partie médiane de la paroi postérieure.

La portion du pharynx située au-dessus de ce *diaphragme isthmique* est l'arrière-bouche ; la portion située au-dessous est le pharynx proprement dit. — Elles communiquent assez largement par l'ouverture triangulaire pour que la déglutition ne soit en rien gênée.

J'ai dit que cette atrésie était syphilitique : il me paraît évident, en effet, que le malade a eu un chancre infectant en 1864, et, plus tard, des pharyngopathies successives qui, toutes, ont été regardées comme syphilitiques et traitées par l'iodure de potassium. Je n'ai découvert dans ses antécédents aucune trace de scrofule.

Une opération chirurgicale ne me paraît nullement indiquée ; elle serait plus nuisible qu'utile et il faut laisser les choses dans l'état où elles sont.

CINQUIÈME LEÇON

SYMPTOMES. — PROCESSUS. — ÉTIOLOGIE.

NATURE DES AFFECTIONS MALIGNES ET PERFORANTES DE LA VOUTE ET DU VOILE DU PALAIS.

SOMMAIRE. — *Phénomènes prodromiques :* céphalée, douleurs faciales névralgiformes, douleurs ostéocopes.

Symptômes de la syphilose nasale : catarrhe spécifique, ozène, épaississement de la base du nez. — Examen rhinoscopique direct et indirect. — Exploration avec un stylet métallique. — Symptômes suivant le siége et la nature de la lésion : anosmie. — Expulsion de fragments d'os nécrosés. — Lenteur habituelle et incidiosité du processus.

Symptômes de la syphilose pharyngienne : forme inflammatoire, rapidité du processus, douleurs pharyngiennes et auriculaires, surdité, dysphagie, etc. ; forme subaiguë et indolente.

Symptômes de la syphilose du voile et de la voûte du palais : douleur palatine, rougeur, tension, immobilité du voile, sa déformation pendant la première phase du processus. — Travail ulcératif : détente qui en résulte, perforation, sphacèle en masse. — Troubles fonctionnels : dysphagie. — Nasonnement : son mécanisme. — Perforation de la voûte osseuse. — Sequestre osseux. — Perforation de la cloison.

Étiologie : A quelle période de la syphilis survient la syphilose pharyngo-nasale? — Syphilis et scrofule. — Ulcère-perforant du voile du palais décrit par M. Th. Williams. — Est-ce une affection idiopathique?... — Sa ressemblance avec la syphilose perforante du voile et le tubercule fibro-plastique perforant de la scrofule.

Messieurs,

Je vais m'occuper, aujourd'hui, des signes et des symptômes de la syphilose pharyngo-nasale. Vous les connaissez déjà en partie, puisque, à propos de chaque cas, je vous ai donné la description de quelques-uns d'entre-eux ; mais il faut les rassembler suivant leurs affinités, leur évolution, leurs origines pathogéniques, et leur importance diagnostique ou pronostique.

La syphilose pharyngo-nasale est une des manifestations les plus insidieuses de la vérole. Il est rare cependant qu'elle ne soit annoncée par aucun trouble fonctionnel, par aucun désordre local, et qu'elle ait produit tout son effet avant l'époque où le malade la soupçonne et où le médecin la découvre.

I

Parmi les phénomènes prodromiques observés le plus fréquemment chez mes malades, j'ai noté la *céphalée* et les *douleurs faciales névralgiformes*. Elles étaient seules ou coïncidaient avec ces douleurs spéciales dans tous les membres dont la signification est si grande quand elles occupent leur continuité et leur profondeur, et qu'elles s'exaspèrent pendant la nuit.

Voilà ce qui pendant plusieurs semaines indiquait le réveil de la diathèse. Mais comment deviner sa future localisation? Eh bien ! qu'importe après tout, au point de vue du traitement, puisqu'il est à peu près le même, quel que soit le siége de la lésion?

Au bout d'un temps très-variable, les douleurs syphilitiques sont accompagnées de phénomènes plus précis qui ont leur siége soit dans les fosses nasales, soit dans la gorge, soit dans ces deux cavités simultanément. C'est un peu d'enchifrènement et de catarrhe nasal, une difficulté permanente au passage de l'air dans l'une ou l'autre fosse nasale ou dans les deux, une sensibilité anormale, avec sensation de gêne, de pesanteur, dans la profondeur des narines. A ces premiers signes succède l'odeur infecte des sécrétions de la pituitaire, qui de muqueuses deviennent purulentes, sanieuses, quelquefois sanguinolentes ou striées de sang. En pareil cas, le doute n'est plus permis. Alors même que les antécédents seraient obscurs ou qu'on ne découvrirait dans le passé du malade aucune trace appréciable de syphilis, il n'en faudrait pas moins lui rapporter cette affection commençante, et il serait prudent d'agir avec la même décision que si sa nature était parfaitement démontrée.

Dans la syphilose nasale profonde, il est assez fréquent d'observer une tuméfaction vague de l'organe à sa racine ou sur ses parties latérales. Elle provient d'une infiltration cellulaire sous-cutanée ou d'un épaississement périostique des os propres du nez. Elle s'accompagne quelquefois d'un engorgement du canal lacrymal et de l'épiphora qui en est la conséquence.

Toutes ces circonstances sont plus significatives encore que l'ozène, et j'ajoute plus inquiétantes; car il est rare alors que le malade ne commence pas à expulser de temps en temps, au milieu des mucosités nasales, quelques petits fragments d'os nécrosés ou cariés.

II

Voilà, messieurs, un premier groupe de symptômes auquel il ne manque, pour être complet, que l'examen rhinoscopique. Cet examen se fait de deux façons : *directement* à la partie antérieure des fosses nasales et *indirectement* ou par une *image réfléchie* à leur partie postérieure.

L'examen des narines, en avant, à l'aide du soleil ou d'une lampe, est facile, surtout si on dilate leurs ouvertures avec des pinces ou mieux avec un petit spéculum *ad hoc* (*speculum nasi*). Mais, à l'aide d'un pareil procédé, on ne peut découvrir qu'une médiocre étendue de la muqueuse de Schneider.

L'examen rhinoscopique, à l'aide du miroir, se fait dans l'arrière-gorge, derrière le voile du palais. Il demande une grande habileté de la part de l'explorateur, et, de la part du malade, un émoussement de la sensibilité réflexe qui ne s'acquiert qu'au bout de plusieurs séances et par suite d'un contact réitéré avec l'instrument.

Lorsque cet examen est pratiqué dans des conditions favorables, on peut explorer la partie supérieure du voile, l'orifice inférieur des trompes et l'ouverture postérieure des narines. Mais si les lésions, comme cela arrive fréquemment, sont situées dans la région la plus profonde et la plus élevée des narines, il est bien difficile de les éclairer et d'obtenir leur image d'une façon suffisamment nette pour s'en faire une idée. Heureusement qu'on peut les deviner et les diagnostiquer sans les voir.

M. Cazenave (de Bordeaux) a aussi conseillé d'explorer les narines avec une sonde ou un stylet métallique, qu'on promène méthodiquement sur divers points de la muqueuse olfactive. On peut se rendre compte ainsi de l'existence des solutions de continuité, de leur étendue et surtout de la dénudation des os sous-jacents.

III

J'ai vu des malades rester des mois entiers avec quelques-uns de ces phénomènes que je viens de vous décrire, sans en éprouver aucun dommage sérieux et sans subir d'autre déformation du nez qu'un peu de grossissement ou d'aplatissement de sa base. Chez l'un d'eux, il suffisait de prendre quelques grammes d'iodure de potassium pour les faire disparaître promptement; mais ils ne tardaient pas à revenir, toujours sous la forme d'un enchifrènement, d'un ozène léger et d'une vague tuméfaction des parties latérales du nez. Il rendit même deux ou trois petits fragments osseux; à la fin il guérit sans perdre aucune partie essentielle de l'organe.

Quand la détermination, au lieu de se faire exclusivement en haut et sur les côtés des fosses nasales, occupe leur partie postérieure, on observe, outre les phénomènes précédents, quelques symptômes gutturaux, tels que de la sécheresse dans le pharynx, une sorte de gêne et même de douleur quand les aliments poussent le voile en arrière et l'appliquent sur la paroi postérieure du pharynx ou l'ouverture des arrière-narines. Les mucosités nasales qui descendent alors en abondance dans la cavité pharyngienne donnent aux malades la sensation d'une saveur mauvaise qui est peut-être plus incommode et mieux perçue par eux que l'odeur qu'exhalent les fosses nasales. Remarquez, en effet, messieurs, que le sens de l'odorat est toujours atteint dans cette affection. On peut observer tous les degrés de l'anosime. Les malades, souvent, ne perçoivent pas du tout l'odeur qu'ils exhalent. Le sens du goût persiste, au contraire, bien qu'il soit toujours un peu émoussé par l'affaiblissement ou la perte de l'odorat.

Avec ces phénomènes peuvent se combiner, dans les proportions les plus variables, tous ceux que je vais vous exposer tout à l'heure et qui ont leur siége à la voûte palatine et dans le pharynx.

Mais, auparavant, je tiens à vous faire observer que les symptômes nasaux sont rarement très-douloureux, que le processus de la syphilose confinée dans les cornets et dans les régions supérieures des fosses nasales est en général lent et essentiellement chronique, et que, s'il y a quelquefois des recrudescences, elles ne se traduisent que par une gêne plus accentuée du malaise intra-facial.

Ne vous méprenez pas sur cette latence, sur cette insidiosité du processus. Bien qu'il y ait alors comme une sourdine à l'expression symptomatique, la lésion n'en poursuit pas moins son cours, et, par l'effondrement plus ou moins rapide du nez, qu'aucun signe spécial ne faisait pressentir, en vient parfois donner une preuve trop évidente.

IV

Dans la *syphilose du pharynx* et du voile du palais, la forme aiguë et douloureuse s'observe plus fréquemment que dans la *syphilose nasale*. Je vous ai cité des cas où les malades avaient présenté pendant plusieurs jours les symptômes d'une angine violente. Ce n'est pas qu'ils eussent l'appareil fébrile, l'embarras gastrique, l'état général qui accompagnent certaines inflammations communes, herpétiques ou diphthéritiques de l'isthme et des régions voisines. Non. L'acuité se traduisait par l'intensité particulière à laquelle s'élevaient quelques troubles fonctionnels, par l'aspect inflammatoire des lésions et par la vélocité du processus.

C'est surtout dans les ulcérations primitivement phagédéniques des piliers, du voile et des parois du pharynx que les malades présentent cet ensemble phénoménal. Dès le début, il n'y a pas seulement du malaise, de la gêne et autres sensations amorties et un peu vagues, dans le canal guttural. C'est une *douleur spontanée et exaspérée* par les contractions musculaires, aiguë, déchirante et térébrante, qui existe dans l'arrière-gorge et se propage communément sous forme d'*irradiations névralgiformes* dans l'une ou dans l'autre oreille.

Ces douleurs peuvent durer longtemps, pendant plusieurs semaines, d'une manière à peu près continue, ou présenter des exacerbations et des accalmies irrégulières qui correspondent à des phases parallèles du travail ulcératif.

Le siége des lésions n'est pas sans influence sur la production des douleurs. J'ai remarqué que les ulcérations du pilier postérieur et des parois latérales du pharynx, au voisinage de la trompe, étaient beaucoup plus douloureuses que celles qui siégeaient en d'autres parties du canal guttural.

Les ulcérations consécutives à la fonte d'une hyperplasie syphilitique diffuse ou circonscrite sont beaucoup moins douloureuses que les ulcérations primitivement phagédéniques. Elles participent un peu de l'indolence qui est si fréquente dans les ulcères cutanés consécutifs au ramollissement des tumeurs gommeuses du tissu cellulaire.

V

La *dysphagie*, à un degré plus ou moins élevé, accompagne toujours les lésions douloureuses du pharynx. En pareil cas, elle n'est pas mécanique ; elle ne provient pas d'un obstacle matériel au passage des solides ou des liquides ; elle est instinctivement provoquée par la crainte des souffrances que cause le passage des aliments sur les ulcérations. Elle résulte aussi du désarroi que cette crainte et la sensation douloureuse jettent dans la synergie des contractions musculaires du larynx, si nécessaire au jeu d'un appareil aussi compliqué que le pharynx.

Il y a beaucoup de malades qui avalent difficilement ; d'autres pour lesquels la déglutition est un vrai supplice, et qui ne peuvent se nourrir que de substances liquides ou semi-liquides. Ces substances suivent leur voie naturelle et ne sont point rejetées par le nez, tant que le voile du palais n'est pas attaqué ou ne l'est pas assez pour compromettre son fonctionnement.

Ajoutez à la douleur de la dysphagie une *salivation gutturale* très-abondante, l'affaiblissement de l'ouïe dans une oreille ou dans les deux, de la gêne, de la raideur dans les mouvements généraux du cou, quelques troubles laryngés lorsque les ulcérations serpentent vers l'épyglotte et l'orifice supérieur du larynx, etc., etc. Combinez ces troubles fonctionnels avec ceux de la syphilose nasale et vous aurez un tableau du triste état auquel sont réduits les malades, non pas pour trois ou quatre jours, comme dans les angines inflammatoires communes, mais pour des semaines ou des mois ; car, si aiguë qu'elle soit dans ses manifestations, la syphilose pharyngo-nasale est toujours chronique dans sa marche.

VI

Heureusement, messieurs, que les choses ne se passent pas ainsi dans tous les cas. Une pareille acuité dans l'expression symptomatique est même moins fréquente que l'état contraire. On observe plus souvent les *formes subaiguës* ou *indolentes* qui causent si peu de souffrances aux malades qu'ils restent parfois plusieurs jours sans soupçonner l'étendue et la gravité des lésions pharyngées. Il y a, du reste, à cet égard, beaucoup de variétés individuelles, indépendantes de la nature et du processus de l'ulcération.

Il en est de même relativement à l'influence que les pharyngopathies exercent sur la santé générale : ici la lésion est peu de chose en elle-même et les troubles fonctionnels qu'elle provoque font tout le mal. Quand il existe des douleurs atroces, une dysphagie insurmontable ou exclusive de toute alimentation solide, les malades ne tardent pas à maigrir ou à perdre leurs forces.

Mais, en général, la syphilose pharyngo-nasale n'altère pas les fonctions plastiques, et on voit des individus traverser cette longue affection, si grave à tant de points de vue, sans que le dynamisme organique en soit troublé.

VII

Occupons-nous maintenant des symptômes qui appartiennent plus particulièrement à la syphilose du voile du palais et de la voûte palatine.

Pour le voile, comme pour le pharynx, il peut exister une forme aiguë, et elle se produit non-seulement quand les ulcérations primitivement phagédéniques l'envahissent, mais aussi quand il devient le siége d'hyperplasies plastiques diffuses ou circonscrites. Je vous ai parlé longuement des lésions et de leurs processus à propos de l'anatomie pathologique. Je n'ai pas besoin d'y revenir ici. Il me suffira de constater leurs effets.

Le premier est une sensation de gêne, de malaise, de *lourdeur*, de *sécheresse* qui existe en avant vers le milieu de la voûte palatine, ou dans la partie la plus élevée du voile, sur sa face supérieure, dans les arrière-narines. Cette localisation est vague et difficile à préciser. Plus tard la *douleur* survient ; elle occupe le voile et présente des degrés d'intensité très-variables. Il est rare qu'elle soit aussi vive que dans la pharyngopathie latérale et postérieure. Elle est exaspérée par la déglutition et même par les efforts de phonation.

Le voile est rouge sur certains points seulement ou dans toute son étendue. Il est épaissi, tuméfié et frappé d'un commencement d'imperfection fonctionnelle qui ne lui permet pas d'exécuter ses mouvements avec précision et rapidité. Tous ces phénomènes s'accentuent peu à peu. Il y en a trois surtout qui acquièrent une grande signification. Ce sont la *rougeur*, la *tension* et l'*immobilité du voile*.

La *rougeur* peut être circonscrite et exister sur une surface plane ou légèrement bombée. Sur une surface plane, elle indique que le travail morbide se fait à la *face supérieure* du voile ; sur une surface bombée, qu'il a lieu en avant sous la muqueuse ou dans l'épaisseur de l'organe. La rougeur généralisée serait l'indice d'une hyperplasie diffuse et sans foyer fixe. Mais n'insistons pas sur ces subtilités.

La *tension* du voile du palais est un phénomène d'une haute valeur. Il s'observe presque dans tous les cas. Le voile semble alors fixé dans un état intermédiaire à son redressement complet en haut ou à son prolapsus sur la base de la langue. A mesure qu'il se tend, son *immobilité* augmente. C'est même cette immobilité qui fait comprendre que l'organe est distendu par le travail morbide en train de s'effectuer dans son épaisseur. Il est vrai que la tension du voile s'accompagne quelquefois d'une projection en avant de la luette, et que la double courbe que décrit son bord libre devient rectiligne, comme si elle était tirée à ses deux extrémités.

Cette *déformation*, jointe à l'immobilité du voile, donne l'idée exacte de la tension. Il n'y a pas là de paralysie à proprement parler, comme celle qu'on observe à la suite des angines diphthéritiques. La force motrice du voile n'est pas atteinte directement dans ses nerfs ou dans ses muscles. Elle n'est qu'entravée par le travail de plasticité morbide interstitiel ou sous-muqueux, par la congestion, l'engorgement de tous les tissus du voile, qui l'alourdissent, le tuméfient et le rendent difficile à mouvoir.

VIII

Ainsi *rougeur circonscrite ou diffuse, tension, immobilisation*, tels sont les trois principaux phénomènes de la syphilose du voile à son début, dans sa première phase et pendant que l'action ulcératrice se prépare.

Dès que cette action a commencé, et pendant tout le temps qu'elle s'accomplit, la tension diminue et le voile ne tarde pas à reprendre sa mobilité. La *perforation complète* ou même seulement l'*ulcération profonde* sans perforation produit une *détente* rapide du jour au lendemain. A partir de ce moment on n'assiste plus qu'à l'élimination des produits morbides et des tissus détruits, puis à la réparation presque toujours incomplète et à la cicatrisation de la perte de substance.

Ces deux dernières phases sont moins intéressantes que la première ; elles n'expriment que le fait accompli. Il est rare que le processus continue ou recommence, du moins immédiatement. Mais il peut arriver que certains points de l'organe soient frappés de sphacèle en masse, par suite de l'ischémie consécutive à l'hyperplasie et aux ulcérations qui proviennent de sa fonte. De pareils désordres ne s'accompagnent pas de douleurs vives. Ils ne font qu'exagérer les troubles fonctionnels qu'il me reste à vous décrire.

IX

La dysphagie, quoique pouvant devenir très forte, n'est pas relativement aussi prononcée dans les affections du voile que les altérations de la voix. Mais ces altérations qui sont communes à un grand nombre de maladies du voile ou de l'isthme, sont très différentes les unes des autres. Aussi elles constituent un symptôme d'une médiocre importance, au point de vue de la nature et de la phase de la lésion. Les changements qui se produisent dans la voix portent sur son timbre et sur sa clarté. Le *nasonnement*, ou le *ton nasillard* à tous ses degrés, quelque fois aussi une sorte de *grasseyement* de la voix, tels sont les troubles fonctionnels qui accompagnent la syphilose du voile dans ses diverses périodes.

Au début ces troubles sont peu accentués et présentent des fluctuations qui correspondent à l'état plus ou moins grand de tension et d'immobilité du voile, et aux lésions concomitantes des amygdales, des piliers et des cavités nasales.

Plus tard, quand la déchirure ou la perforation du voile a eu lieu, le nasonnement s'accentue et devient permanent.

Il est évident, messieurs, que ce phénomène morbide se trouve alors en rapport direct avec l'étendue des lésions visibles. Je dis *visibles*, car les *lésions dynamiques* ou paralysies du voile ne se produisent jamais dans la syphilose comme dans la diphtérie.

Mais quelle doit être la largeur de la perforation pour qu'elle imprime à la voix le ton nasillard ? Il est difficile de le dire. Un petit pertuis insignifiant sera sans conséquence. Vous vous rappelez cette femme qui avait perdu toute la luette avec sa base, et dont le voile du palais était profondément échancré en V : pourtant sa voix n'était pas changée.

Je puis vous affirmer que le siége de la lésion a sur la voix encore plus d'influence que ses dimensions. Une perforation petite occupant, comme c'est l'ordinaire, le voisinage de l'insertion du voile sur la voûte, produira un nasonnement bien plus considérable qu'une perte de substance plus vaste, sur le bord libre ou sur un point rapproché de lui. Dans ce dernier cas le jeu des muscles intrinsèques du voile, et son application sur la paroi du pharynx peuvent contrebalancer les effets de la perforation et de l'échancrure. Je vous en ai cité dernièrement un exemple.

X

La voix nasillarde, qui accompagne les perforations et les divisions du palais, provient de ce que la colonne d'air, au lieu de *vibrer tout entière* dans la cavité buccale, est obligée, par le fait de l'ouverture anormale, de *partager ses ondes sonores* entre la bouche et les cavités nasales. On peut en effet corriger ce défaut de la voix en fermant hermétiquement, par un obturateur, les trous qui existent dans le voile du palais. L'immobilisation du voile, provenant de la plus ou moins grande tension, produit aussi le ton nasillard de la voix, tout aussi bien qu'une fente ou une perforation, en permettant à la colonne sonore de vibrer simultanément dans la bouche et dans le nez.

Le nasonnement survient dans un grand nombre de conditions pathologiques. On l'observe lorsque l'une des cavités nasales, et à plus forte raison toutes les deux, sont retrécies ou obstruées par des polypes, des corps étrangers, le boursouflement catarrhal de la muqueuse ou ses ulcérations. C'est un symptôme moins fréquent et moins prononcé dans la syphilose nasale que dans la syphilose de la voûte et du voile.

Le nasonnement aura lieu encore lorsque l'isthme se retrécit, comme dans le phlegmon des tonsilles, dans les adhérences anormales du voile du palais, etc. ; et lorsque la paralysie du voile, de ses muscles tenseurs et releveurs, sphéno et pétro salpingo-staphylins le rend flasque et inerte.

C'est un des principaux symptômes de la soudure de cet organe aux parois du pharynx à la suite d'ulcérations syphilitiques. Il est vrai que les pertes de substance qui précèdent les adhérences contribuent pour une large part à cette altération de la voix.

Mais chez les trois malades de Hope, de Czermak et de Colson, où le voile soudé au pharynx formait un diaphragme complet, interceptant toute communication entre les fosses nasales et le parynx le nasonnement était aussi prononcé que dans les divisions ou les perforations du voile (1),

Le ton nasillard se produit donc dans des conditions non-seulement différentes, mais opposées. C'est qu'il faut, messieurs, pour que la voix émanée du larynx ne soit pas altérée par ses cavités de renfoncement, que les ondes sonores vibrent *en même temps*, mais *séparément* dans la bouche et dans le nez.

XI

Or, il y a un grand nombre d'états pathologiques qui s'y opposent. Les perforations de la voûte palatine, osseuse doivent être rangées au nombre des principaux. Cette lésion, qui a une grande analogie avec la perforation du voile, survient souvent d'une façon très insidieuse et sans provoquer de grandes douleurs. Son processus, pendant sa première phase, est le même que celui des productions gommeuses. La fonte de la tumeur circonscrite ou diffuse étant opérée, et les produits qui en résulte évacués, rien n'empêcherait le nez de communiquer avec la bouche, si le *séquestre osseux* était illiminé en même temps. Il est rare qu'il ne mette pas plusieurs jours à se détacher. De petites fissures se produisent bien entre ses bords et ceux de la perforation et permettent le passage de l'air; mais le nasonnement qui peut en être la conséquence n'atteint son plein développement que quand le séquestre est tombé.

Je ne vous dirai rien du passage des aliments par le nez, parce

(1) Il n'en est pas toujours ainsi : on a vu dans le fait d'adhérences complètes du voile, que j'ai publié à la fin de la leçon précédente, que l'exercice peut, en pareil cas, atténuer peu à peu le nasonnement et le rendre presque nul.

que, au sujet de notre premier malade, je vous en ai parlé longuement.

XII

Les *perforations syphylitiques de la cloison des fosses nasales* existent rarement seules; elles coïncident habituellement avec celles de la voûte et se produisent sous l'influence du même processus. J'en ai vu cependant d'isolées qu'il y avait tout lieu de rapporter à la vérole, et je n'ai pas constaté que le timbre de la voix fût altéré par cette lésion. Il est vrai qu'elles étaient peu étendues. Peut-être en serait-il autrement si elles étaient très-considérables.

J'ai épuisé ce que j'avais à vous exposer relativement à la symptomatologie de la syphilose pharyngo-nasale. Séparez, combinez un à un ou par groupes tous les symptômes, et vous aurez, dans son ensemble et dans ses détails, l'expression phénoménale exacte de cette affection.

XIII

Quant à l'étiologie, que pourrais-je vous dire ? Dans tous les cas que je vous ai décrits, l'origine syphilitique ne laissait aucun doute. La question est donc de savoir quelles sont les formes, quelles sont les périodes de la vérole qui sont le plus aptes à favoriser l'apparition de la syphilose pharyngo-nasale.

Eh bien, il n'y a rien d'absolu à cet égard, et il serait téméraire de formuler une loi.

La syphilose pharyngo-nasale n'est pas une affection immédiatement consécutive aux chancres ; elle ne fait pas partie des premières poussées. Elle en diffère par ses lésions, qui sont de la nature des *syphilides ulcéreuses et phagédéniques* et des productions *hyperplasiques et gommeuses,* propres à la phase constitutionnelle de la vérole.

Dans les 15 cas qui me sont propres, l'intervalle entre l'accident primitif et la syphilose naso-pharyngée a été :

Incertain	4 fois.
De sept ans	3 »
De cinq	1 »
De trois	1 »
De quinze	1 »
De dix	1 »
De douze	1 »
De dix-neuf	1 »
De vingt mois	1 »
De huit mois	1 »

Ainsi les deux termes extrêmes ont été dix-neuf ans d'une part et huit mois de l'autre. En mettant de côté ce fait de précocité qui n'est pas aussi extraordinaire qu'on pourrait le croire, on trouverait : pour 11 cas, 94 années, *soit une moyenne de huit ans et demi.*

XIV

Cet intervalle entre l'accident primitif et la syphilose pharyngo-nasale est loin d'être toujours rempli par des manifestations de la maladie constitutionnelle. Il est même commun de voir l'affection survenir après plusieurs années d'une santé parfaite, à une époque où le souvenir du chancre et des premiers accidents consécutifs est presque entièrement effacé ou même tout à fait perdu.

On voit alors des sujets vous affirmer avec la plus entière bonne foi qu'ils n'ont jamais été malades, on qu'ils n'ont eu qu'une maladie vénérienne insignifiante et incapable d'engendrer des lésions aussi graves.

D'autre part, on ne découvre en pareil cas aucune trace de vérole qui soit de nature à infirmer leur assertion; aussi faut-il être bien pénétré de la forme spécifique des accidents pour leur attribuer une origine syphilitique.

Mais, parmi leurs causes, n'y en a-t-il pas d'autres que la syphilis?

Messieurs, la scrofule, dans ses déterminations naso-pharyngiennes, peut simuler l'affection que je vous ai décrite. Notre dernier malade nous en a fourni un exemple. Il est vrai que chez lu la syphilis avait déjà détruit une partie de l'isthme et du voile du palais.

XV

En dehors de la syphilis et de la scrofule, existe-t-il une autre cause constitutionnelle? — L'affection peut-elle naître spontanément ou sous l'influence de causes que nous ne connaissons pas et que nous désignons sous le nom de causes communes et inflammatoires ?

Quelques auteurs, sans l'affirmer d'une façon formelle, le laissent entendre, non pas pour toutes les lésions, mais pour celles qui se localisent spécialement dans le voile du palais. M. le docteur Th. Williams, médecin de *Swansea infirmary*, a publié, sur l'*ulcère perforant* du voile du palais, un mémoire qui, sans être très-explicite relativement à cette manière de voir, la suggère ou la sous-entend sur bien des points (1). Je vais vous en donner l'analyse.

Pour lui l'affection est très-fréquente dans les phases ultimes de la vérole. On l'observe chez les enfants comme chez les adultes. Ce qu'il y a de remarquable, c'est qu'elle présente alors des apparences identiques, que ces enfants soient nés de parents syphilitiques, ou bien qu'ils n'aient aucun antécédent de ce genre et n'aient subi d'aucune façon la contagion syphilitique.

Sur 20 cas d'ulcère perforant, M. Th. Williams l'a observée six fois chez des enfants au-dsssous de 15 ans. Chez un de ces enfants et trois adultes, il a la certitude qu'il n'y avait eu antérieurement aucun accident syphilitique.

Le processus est toujours rapide. Il débute par une rougeur diffuse au centre de laquelle existe un point blanc qui ne tarde pas à s'ulcérer, et cette ulcération aboutit très-vite à la perforation.

Les ulcères perforants du voile se rapprocheraient beaucoup, dit-il, des ulcérations phagédéniques du pharynx, du larynx et des amygdales; mais ils guériraient spontanément après la perforation, comme si le relâchement des tissus qui en résulte avait pour conséquence d'en supprimer la condition pathogénique.

Moins douloureuse que les ulcères phagédéniques, cette variété d'ulcère perforant céderait plus rapidement et plus sûrement à l'ac-

---

(1) BRITISH MEDICAL JOURNAL, 1862.

tion de l'iodure de potassium. Les préparations mercurielles n'auraient aucune prise sur lui.

XVI

Jusque-là, messieurs, je ne vois rien de caracteristique dans cette description, et ce qui précède se rapporte tout aussi bien à l'ulcère *perforant syphilitique* qu'à l'ulcère *non syphilitique.*

Quelles sont donc les différences qui distinguent cette affection des ulcères syphilitiques tertiaires? Les voici, toujours d'après M. Ch. Williams: 1° Quand elle est superficielle, il y aurait absence de toute induration; 2° quand elle est profonde, elle ne serait pas précédée d'induration circonscrite (je crois que ce dernier signe est de M Pajet); 3° enfin, elle différerait radicalement des ulcérations tertiaires parce qu'elle n'offrirait aucune disposition au bourgeonnement cicatriciel.

Trouvez-vous ces différences bien saisissantes? L'auteur ajoute que l'ulcère perforant ressemble à l'ulcère tertiaire profond par la forme circulaire ou ovale et par ses bords taillés à pic; et que toutes ces formes ont ceci de commun que le malade ne présente aucun signe de syphilis actuelle.

Les ulcères tertiaires proprement dits *ne creuseraient jamais plus profondément que la muqueuse* (ici je proteste formellement). Ils seraient entourés d'une auréole d'*un rouge livide,* fort différente de la zone *rouge écarlate* qui circonscrit les ulcérations strumeuses. — Dans l'ulcère perforant, la teinte de cette zone serait *intermédiaire entre le rose et le rouge livide.* Eh bien, messieurs, ne sont-ce pas là des subtilités diagnostiques difficiles à saisir et incapables d'être d'aucun secours dans la pratique?

Les symptômes de l'ulcère perforant décrit par M. Th. Williams seraient: 1° Une rougeur inflammatoire modérée; 2° l'endolorissement des parties mobiles de l'isthme; 3° une tache d'un blanc sale au centre de la zone sus-décrite. Cette tache se creuserait et deviendrait le point de départ de l'ulcération qui perfore rapidement non-seulement le voile, mais aussi la voûte palatine osseuse.

Quant au traitement, c'est l'iodure de potassium qui en fait la base; c'est même le seul spécifique qu'il faille administrer, l'action du mercure étant nulle; mais il importe d'en donner de hautes doses. Il prévient et il arrête instantanément le processus.

XVII

Telles sont, messieurs, les idées de M. Th. Williams sur cette variété d'ulcère perforant. Pour ma part, en m'en tenant à l'histoire qu'il en a tracée, je lui trouve une telle ressemblance ou, pour mieux dire, une telle identité avec la syphilose perforante du voile et de la voûte palatine, qu'il m'est impossible d'y saisir un caractère distinctif sérieux, Mais admettons que cet ulcère perforant ne soit pas d'origine syphilitique. Faudrait-il en faire une affection idiopathique? Quelle différence y a-t-il entre elle et le tubercule térébrant fibro-plastique de la scrofulose nasale? aucune. J'en conclus que pour les cas où on ne découvrirait chez les malades aucune trace de syphilis ou de scrofule héréditaire ou acquise, il serait impossible de discerner dans les symptômes, dans le processus, dans le traitement de l'ulcère perforant du voile, un seul caractère assez distinctif pour faire de cet ulcère une entité morbide ayant son autonomie, ne relevant que d'elle-même, et ne possédant aucune racine constitutionnelle.

En somme, messieurs, dans les *affections malignes des parties molles et des parties osseuses du pharynx et des fosses nasales, il n'y a que deux causes : la syphilis et la scrofule.* Quoique je n'aie à m'occuper ici que de la première, je dirai plus tard quelques mots de la scrofule naso-pharyngienne.

XVIII

Il serait intéressant et surtout utile de savoir quelles sont les formes de la syphilis qui prédisposent plus particulièrement à la syphilose pharyngo-nasale. Mais d'abord il faudrait que dès le début de la maladie constitutionnelle ces formes prissent un caractère bien tranché, et c'est ce qu'on voit assez rarement aujourd'hui. Presque toutes les véroles se ressemblent. Ce sont toujours des roséoles érythémateuses ou papuleuses, des plaques muqueuses buccales et gutturales, des croûtes dans les cheveux, etc.

D'autres fois, — mais c'est dans le plus petit nombre de cas, — les premières poussées, au lieu d'être sèches et superficielles, ont de la tendance à l'ulcération. Enfin, comme exception, on rencontre quelques syphilides malignes précoces.

Il n'y a pas, comme vous le voyez, des variétés bien tranchées. Ajoutez à cela que le polymorphisme des éruptions syphilitiques efface souvent les lignes de démarcation qu'on voudrait établir entre ces variétés, et que le mélange sur un même individu d'éruptions sèches et d'éruptions ulcéreuses empêche de décider quel est actuellement et quel sera plus tard le processus de la maladie.

Ce qu'on juge mieux, pendant les premières phases, c'est le degré de gravité ou de bénignité de la vérole. Eh bien, toutes choses égales d'ailleurs, il est évident que les syphilides graves, ulcéreuses, non résolutives, ou les syphilides sèches, confluentes, à poussées incessantes, enfin, que toutes les manifestations, sérieuses par elles-mêmes et par leur signification diathésique, doivent inspirer plus de crainte au sujet de la syphilose pharyngo-nasale que les conditions pathologiques inverses.

Vous avez vu, cependant, que, chez un grand nombre de mes malades, les premières phases de la vérole n'avaient pas été marquées par des accidents d'une nature exceptionnellement grave ; quelques-uns même n'avaient eu que des éruptions fugaces et insignifiantes. Enfin, chez d'autres, les premières poussées, s'il y en avait eu, ce dont je ne doute pas, étaient restées ignorées des malades et des médecins.

Trois ou quatre fois seulement il s'était produit, à une époque plus ou moins éloignée de la syphilose pharyngo-nasale, quelques lésions indiquant que la diathèse était entrée dans sa période constitutionnelle, c'est-à-dire était devenue tertiaire.

XIX

Le passage de *l'action toxique* à *l'action constitutionnelle* est souvent très-difficile à déterminer. Pourtant on a sous les yeux les manifestations, et il semble qu'on pourrait dire, d'après leur aspect, leur forme et leur évolution, ce qu'elles sont et ce qu'elles ne sont pas à ce point de vue. La *nature de l'action* est souvent douteuse : jugez combien plus encore doit l'être la *disposition*.

Je vais m'expliquer d'une autre façon. Un syphilitique n'a eu d'abord que des accidents légers et qui ont guéri facilement. Plus tard il est atteint d'une syphilide circonscrite ulcéreuse. Cette syphilide appartient-elle à l'ordre des manifestations toxiques ou à l'ordre des manifestations constitutionnelles? Ce malade est-il dans cet état d'aptitude morbide qui l'expose presque sûrement aux productions gommeuses? *A quelle distance spécifique* se trouve-t-il de la constitutionnalité ?

Sans vous montrer trop affirmatifs, vous pourrez répondre qu'il en est très-rapproché, s'il n'y est pas encore entré. Mais avant cette dernière action morbide, qu'on peut considérer comme un intermédiaire entre l'état toxique et l'état constitutionnel, le malade était dans une *disposition morbide* qui durait peut-être depuis longtemps et que rien n'indiquait. Il jouissait d'une santé en apparence parfaite, et vous pouviez le supposer guéri.

Eh bien, messieurs, il y a des syphilitiques chez lesquels vous n'avez pas même ces accidents prémonitoires, cette action qui révèle la profondeur de la diathèse et sa force latente. Vous en avez vu plusieurs, parmi ceux dont je vous ai raconté l'histoire, qui, huit à dix années après la guérison des premières poussées, avaient été pris tout à coup de ces accidents naso-pharyngiens qui appartiennent essentiellement à l'ordre des accidents tertiaires et constitutionnels.

Depuis quand durait cette disposition de la diathèse? Voilà ce qu'il est impossible de savoir, et c'est là ce qui rend le pronostic de la syphilis si incertain.

Du moment qu'un malade est entré dans la phase constitutionnelle de la maladie, la syphilose naso-pharyngienne peut se produire. Je l'ai vue à une époque où les accidents secondaires persistaient encore. Le fait est rare, et ces accidents, il faut bien le dire, n'occupent qu'une place minime et exceptionnelle dans les coïncidences pathologiques de l'affection.

Ces coïncidences pathologiques, en effet, appartiennent presque toujours à l'ordre tertiaire. Mais, si j'en juge d'après mon expérience personnelle, elles ne sont pas communes. La syphilose naso-pharyngienne, dans mes observations, n'était-elle pas isolée ? Ne constituait-elle pas à ce moment la seule manifestation de la syphilis ?

Et c'est parce qu'elle forme un groupe bien distinct, nettement détaché et souvent solitaire, que j'ai voulu l'étudier à part, et vous en donner une monographie détaillée. Nous avons pu concentrer notre attention sur elle ; nous n'en avons pas été détournés par d'autres accidents contemporains. Elle a dominé tout le temps la scène pathologique, comme si l'action morbide que la diathèse pouvait mettre en jeu, s'épuisant en elle, eût été incapable de se porter ailleurs (1).

---

(1) En m'en tenant aux résultats de mes observations, je ne puis être tout à fait de l'avis de M. Julius Paul, qui dit dans son mémoire sur les adhérences du voile : « L'affection syphilitique antérieure « est presque toujours grave ; les traces de la maladie indiquent une « longue durée et des récidives opiniâtres; enfin des accidents de la « syphilis constitutionnelle existent dans les parties les plus diffé- « rentes du corps. Souvent il y a eu d'abord scrofule, syphilis héré- « ditaire. Jamais l'adhérence ne se manifeste rapidement dans les « premiers temps de l'infection. »

Je ne nie pas cependant ce qu'il y a de fondé et de généralement vrai dans ces remarques.

SIXIÈME LEÇON

DIAGNOSTIC

DE LA SYPHILOSE PHARYNGO-NASALE.

SOMMAIRE : Diagnostic des pharyngopathies communes et des pharyngopathies syphilitiques. — Diagnostic des diverses espèces de coryzas chez les syphilitiques. — Coryzas ulcéreux. — Importance des phénomènes prodromiques au point de vue du diagnostic : céphalées, tension et tuméfaction du voile, etc. — Diagnostic des ulcérations pharyngiennes et amygdaliennes.

Des affections naso-pharyngiennes de nature scrofuleuse. Difficultés du diagnostic en l'absence d'antécédents. — La scrofulose pharyngo-nasale maligne s'observe fréquemment chez l'adulte. Il en est de même de la scrofulose pharyngo-nasale bénigne.

De la syphilose pharyngo-nasale dans la syphilis héréditaire. Existe-t-elle chez les adultes ? Obscurité d'une pareille question. On a souvent attribué à la syphilis des affections qui dépendaient de la scrofule.

Caractères diagnostiques qui permettront de distinguer les syphiloses des scrofuloses pharyngo-nasales. — Lenteur du processus dans les scrofuloses nasales.

Des scrofuloses phryngo-nasales bénignes ; leurs principaux caractères ; siége, couleur, mamelonnement tuberculiforme, etc.

Messieurs,

Le diagnostic de la syphilis pharyngo-nasale, du moins en ce qui concerne la nature de sa cause spécifique, ne présente pas de grandes difficultés, si on a la preuve positive que le malade a eu la vérole, soit parce qu'il en porte des traces irrécusables, soit parce qu'il en présente actuellement quelques manifestations.

Mais on est souvent dans le plus grand embarras pour décider si une *angine* ou un *catarrhe nasal,* au début, sont d'origine commune ou syphilitique. Les personnes très-craintives ou atteintes de syphilophobie s'imaginent que le plus petit mal de gorge, que le coryza le plus léger et le plus accidentel sont les précurseurs ou même les premiers symptômes de la syphilose naso-pharyngienne. C'est une exagération à laquelle il faut s'habituer. Cependant ne la traitez pas avec trop de dédain, car elle a quelquefois sa raison d'être, et les doléances des malades sont alors justifiées par l'événement. Dans tous les cas, elle est préférable à l'insouciance et à l'incurie de ceux qui ne croient à leur mal que lorsqu'il a détruit une partie du nez ou de la voûte palatine.

I

Admettons comme prouvée l'existence de la syphilis. Comment distinguer, dans la région naso-pharyngienne, le processus inflammatoire commun et accidentel, du processus syphilitique ?

Il faut tenir compte du mode d'invasion, des symptômes et de l'évolution. Si l'affection pharyngienne a débuté brusquement par de la courbature, du malaise général, un peu de fièvre; si elle a succédé à un refroidissement; si les symptômes sont portés à leur summum en deux ou trois jours; s'ils décroissent ensuite peu à peu, en même temps que toutes les autres fonctions momentanément troublées reprennent aussi peu à peu leur état normal, etc., il y a de grandes probabilités pour qu'il n'y ait qu'une congestion catarrhale ordinaire. Néanmoins il faut inspecter avec soin la gorge et la voûte palatine pour voir s'il ne se formerait pas à la voûte de petites élevures rouges, ou si l'action morbide ne se concentrerait pas spécialement sur tel ou tel point de l'isthme ou de l'arrière-gorge.

Tout ce qui ressemble à un bouton, à un petit furoncle, à une tuméfaction diffuse ou circonscrite, doit être regardé comme suspect et surveillé avec soin.

J'en dirai autant des ulcérations. Mais il ne faudrait pas prendre pour syphilitiques les érosions aphteuses qu'on observe fréquemment dans certaines angines herpétiformes. Du reste, les ulcérations que l'on voit se former, qui se caractérisent de jour en jour par leur envahissement dans tous les sens, sont moins dangereuses que les boutons et les tumeurs sous-muqueuses, parce qu'elles n'échappent pas à la vue, et qu'on sait tout d'abord à quoi s'en tenir sur leur compte.

II

Les coryzas qui, chez les syphilitiques, s'écartent un peu des allures du rhume ordinaire et se prolongent outre mesure, sont inquiétants et en outre d'un diagnostic difficile, parce que, pour se rendre un compte exact de la situation, il faut pratiquer l'examen rhinoscopique.

Mais, alors même qu'on ne parviendrait pas à constater *de visu* l'existence d'ulcérations nasales profondes, on pourrait les soupçonner : 1° si la gêne, la douleur et l'enchifrènement occupent avec persistance une seule fosse nasale; 2° si ces phénomènes ont leur point de départ à la racine du nez ou du côté de la gorge ; 3° si l'écoulement, au lieu d'être séreux et catarrhal, devient purulent ou sanieux et teinté de sang ; 3° si l'engorgement de la pituitaire s'accompagne d'un peu d'infiltration, si minime qu'elle soit, du tissu cellulaire sous-cutané de la peau du nez à sa racine. Lorsqu'à ces signes s'ajoute la mauvaise odeur des excrétions nasales, le diagnostic ne peut laisser aucun doute.

III

Je ne voudrais pas, messieurs, vous retenir plus longtemps sur des minuties. Mais, croyez-moi, vous vous trouverez souvent fort perplexes lorsqu'un syphilitique, arrivé à la quatrième ou cinquième année de sa vérole, viendra vous dire : « J'ai souffert, il y a quelques jours, de la gorge et du nez; je ne puis pas me guérir; il me reste encore de l'enchifrènement, des douleurs vagues dans les fosses nasales et le gosier ; je mouche beaucoup et j'avale difficilement. N'est-ce pas mon ancienne maladie qui se porte sur ces régions? »

Eh bien ! livrez-vous à l'examen le plus sévère et ne plaignez pas vos peines; employez tous les moyens d'exploration dont vous pouvez disposer. Peut-être n'arriverez-vous pas du premier jour à vous faire une conviction ; vous resterez dans le doute. Mais, pour peu que quelque apparence suspecte dans la forme et dans le siége des lésions vous fasse pencher du côté de la spécificité, n'hésitez pas à donner immédiatement de l'iodure de potassium. Alors même qu'il serait inutile parce que le malade n'aurait qu'un rhume insignifiant, vous ne lui aurez porté aucun préjudice, et vous aurez mis à couvert votre responsabilité. Et si ce rhume insignifiant était en réalité le prélude d'une syphilose pharyngo-nasale, combien n'auriez-vous pas à vous féliciter de votre hâte à prévenir le mal par la médication la plus appropriée. Peut-être échouera-t-elle; mais ni vous, ni le patient n'aurez rien à vous reprocher.

IV

Parmi les circonstances pathologiques les plus propres à éclairer le diagnostic, il ne faut jamais perdre de vue les suivantes : ce sont d'abord, chez quelques individus, des céphalées opiniâtres ou des douleurs névralgiformes dans les parties profondes de la face. Vient ensuite, comme phénomène encore plus spécial, la tension du voile du palais, accompagnée de tuméfaction générale ou locale, d'œdème et de déviation de la luette et d'une immobilisation de l'organe. Cet état morbide imprime au timbre de la voix un petit ton nasillard habituel, plus prononcé et plus persistant que celui qu'on observe quelquefois dans les angines inflammatoires communes, où il est guttural plutôt que nasal.

Si les hyperplasies syphilitiques diffuses ou circonscrites, à processus inflammatoire, sont difficiles à diagnostiquer avant leur ramollissement, il n'en est pas de même des syphiloses pharyngées à forme primitivement ulcéreuse. A quelle maladie autre que la syphilis pourrait-on rapporter ces ulcérations à marche envahissante qui labourent les amygdales, détruisent les piliers, serpentent sur les parois du pharynx et rongent le voile du palais? Il y a dans leur aspect et dans leur procédé de destruction moléculaire rapide quelque chose de si spécial, qu'il me paraît impossible de les méconnaître. La surface de ces ulcérations est putride, mais la couche pseudo-membraneuse qui la recouvre a peu de profondeur. Elles sont bordées par une frange très-étroite formée par une escarre jaune ; au delà, dans l'étendue de quelques millimètres, existe une zone enflammée d'une couleur cramoisie foncée. Le gonflement des parties environnantes est peu prononcé ; elles conservent à peu près leur aspect normal, et cependant chaque jour elles sont envahies avec une rapidité telle qu'elles semblent fondre sous l'ulcération. Il n'est pas rare, dans ces cas, d'observer des rupia sur la peau, et cette coïncidence pathologique corrobore encore le diagnostic.

V

De pareilles ulcérations sont rares sur la voûte palatine. Ce qu'on y observe le plus souvent, ce sont les pertes de substance abruptes causées par la fonte d'une hyperplasie circonscrite ou diffuse, ou provenant de l'ouverture d'un abcès consécutif à une carie ou à une nécrose de la voûte osseuse. Je me rappelle cependant avoir vu, il y a longtemps, à l'hôpital Cochin, une femme chez laquelle presque toute l'étendue de la voûte palatine était envahie par une ulcération semblable à celles que je décrivais plus haut. Je la jugeai syphilitique, quoi qu'il n'y eût aucune manifestation actuelle autre que celle-là. Mais la malade avait eu la vérole. Je lui donnai de l'iodure de potassium à hautes doses, et je fis faire tous les jours des badigeonnages sur l'ulcération avec de la teinture d'iode. Elle guérit très-rapidement et sans que l'os fût altéré, ce qu'on pouvait craindre.

Parmi les lésions ulcéreuses de la syphilose pharyngienne, celles de l'amygdale sont les plus embarrassantes au point de vue du diagnostic. A la suite des angines tonsillaires phlegmoneuses, il peut en effet survenir des abcès qui creusent des excavations profondes au sein des amygdales ou sur leur partie supérieure. J'en ai vu souvent dans le triangle sus-amygdalien. Leur aspect putride, leurs bords déchiquetés et taillés à pic, leur donnent une grande ressemblance avec les ulcères syphilitiques des amygdales. Mais ceux-ci se forment d'ordinaire sans douleur et sans gonflement. Les troubles généraux et fonctionnels sont à peu près nuls. Au lieu d'une période inflammatoire vive, on ne trouve du côté de l'amygdale qu'un gonflement qui se fait peu à peu et qui est formé par l'accumulation d'une matière jaune qu'on aperçoit au-dessous de la muqueuse. C'est une tumeur gommeuse qui se forme et c'est de sa fonte que provient l'ulcération.

VI

Jusqu'ici nous avons supposé que l'existence de la syphilis ne laissait aucun doute. Cette certitude simplifie singulièrement la question du diagnostic. Mais lorsque le fait est incertain, lorsqu'il y a même toutes les probabilités contraires, c'est alors, messieurs, qu'il devient difficile de se prononcer entre la nature syphilitique ou scrofuleuse de l'affection naso-pharyngienne. Disons-le, de pareils cas sont tout à fait exceptionnels. Il est rare, en effet, que des individus chez lesquels il n'a jamais existé aucune manifestation syphilitique ou scrofuleuse, qui n'ont jamais présenté de phénomènes morbides ayant une teinte constitutionnelle, soient atteints inopinément d'accidents graves du côté du nez ou du pharynx (1).

(1) J'ai pourtant été témoin récemment d'un pareil fait. Le malade, qui me fut envoyé le 14 mars 1876, par mon honorable confrère, M. le docteur Gueit-Desus, était âgé de 35 ans, vigoureux, bien constitué et n'avait jamais eu aucun symptôme de maladie constitutionnelle ou autre. Marié depuis dix ans, il avait trois enfants très-sains. Ses antécédents, qui étaient négatifs sur tous les points, ne pouvaient fournir aucun élément au diagnostic. — L'affection nasale dont il était atteint remontait au mois de septembre de l'année 1874. Elle avait été précédée par des saignements de nez assez fréquents et par des céphalées que calmaient les épistaxis et qui duraient depuis deux ans. — Le malade éprouva d'abord des douleurs assez vives au fond de la narine droite, toujours obstruée par de grosses croûtes qui se détachaient en masses compactes. — Au bout de six mois, le nez se tuméfia à sa base. Dans les derniers jours de l'année 1875, la peau qui recouvre la moitié inférieure du nez devint d'un rouge sombre et se tuméfia. Il en fut de même de l'intérieur des narines où se formèrent des ulcérations.

Quand je l'examinai, le nez avait triplé de volume ; il était d'un rouge sombre et œdématié. La cloison surtout était énorme et déjetée à gauche. On voyait de profondes ulcérations taillées à pic et recouvertes de croûtes jaunes dans l'intérieur des narines; elles se prolongeaient au dehors et commençaient à entailler les ailes et surtout la cloison qu'elles avaient largement perforée dans sa portion cartilagineuse. On ne distinguait aucun tubercule sur la peau. La lèvre inférieure était rouge et très-tuméfiée. Jamais le malade n'avait rendu de fragments osseux ; la charpente nasale était solide. Il avait de l'ozène, mais pas à un degré très-prononcé. Il dormait mal, étant obligé depuis quelque temps de ne respirer que par la bouche. Sa santé générale était du reste excellente. Il n'existait aucune lésion de la voûte, du voile ni du pharynx, aucune trace de syphilis ni de scrofule.

A laquelle de ces deux maladies constitutionnelles fallait-il attribuer

Mais enfin on en voit des exemples. Ecoutons sur ce sujet M. Bazin :

« Quand la scrofulide maligne, dit ce savant pathologiste, débute par la pituitaire, par la cloison du nez ou par l'arrière-bouche, le voile du palais, la voûte palatine, à quels caractères la distinguerez-vous de la syphilide ulcéreuse des mêmes régions ? Il va sans dire que nous écartons tous les renseignements qui pourraient être fournis par les affections concomitantes et les antécédents ; nous demandons en ce moment, uniquement à l'ensemble des caractères propres aux affections, de nous fixer sur le diagnostic différentiel.

« Je vous le déclare en toute sincérité ; dans ces cas, le diagnostic est quelquefois tellement obscur qu'il faut rester dans le doute et ne pas craindre d'essayer, comme pierre de touche, les remèdes antisyphilitiques, notamment le sirop de biiodure de mercure.

« Rappelez-vous cependant que la syphilide ulcéreuse a plus de tendance à débuter par la muqueuse pour s'étendre consécutivement à la peau, tandis que la scrofulide ulcéreuse débute le plus souvent par la peau et ne s'étend que consécutivement à la muqueuse. La forme, la disposition des parties ulcérées, l'odeur des produits qui en découlent, sont autant de signes qu'il est important de connaître. Dans la scrofulide maligne, vous trouverez généralement une plus grande quantité d'éléments primitifs sur les bords de l'ulcère que dans la syphilide ulcéreuse, plus de granulations et de fongosités à la surface des parties ulcérées » (1).

VII

Vous seriez peut-être, messieurs, disposés à penser que l'âge des sujets fournit, dans la grande majorité des cas, un élément sérieux de diagnostic ; que l'affection scrofuleuse pharyngo-nasale se manifeste de préférence chez les enfants et les adolescents ; tandis que

---

cette affection grave du nez? J'avoue que je me suis trouvé dans un grand embarras : j'incline pour la scrofule. Néanmoins, j'ai conseillé de continuer l'iodure que M. Gueit-Desus administrait depuis longtemps. S'il échoue même à fortes doses, il faudra recourir à une médication anti-scrofuleuse.

Bazin, *De la scrofule*, p. 294.

la syphilose de ces régions ne survient généralement que chez des individus plus avancés dans la vie. Eh bien, vous vous tromperiez. M. Fougère (1), qui a fait une excellente étude de *l'angine ulcéreuse maligne de nature scrofuleuse*, dit que, dans les divers cas qu'il a observés, cette affection ne s'est pas montrée avant l'âge de 13 ans, c'est-à-dire à l'époque où les manifestations scrofuleuses ont leur plus grand développement; et qu'au contraire, tous les sujets atteints de cette angine se trouvaient entre 13 et 45 ans, qui est la période où l'on rencontre l'angine syphilitique.

Voilà donc une circonstance qui ne contribue pas médiocrement à augmenter les difficultés du diagnostic. Et ce que je dis de l'affection scrofuleuse maligne du pharynx s'applique aussi aux pharyngopathies bénignes de même nature. Mon collègue et ami, M. le docteur Isambert, qui en a fait une étude approfondie dont j'aurai plus tard l'occasion de vous parler longuement, rapporte 7 cas observés chez des malades âgés : le premier de 40, le deuxième de 14, le troisième de 25 à 30, le quatrième de 30, le cinquième de 30, le sixième de 20 à 25, le septième de 50 ans.

VIII

Ce n'est pas tout : il paraît prouvé aujourd'hui que la syphilis héréditaire, qui fait habituellement son apparition de 1 à 3 mois après la naissance, peut rester longtemps latente, et ne se manifester qu'à un âge plus ou moins avancé et par des lésions appartenant à la période tertiaire de la maladie.

L'affection naso-pharyngienne, en particulier, a été rencontrée à presque tous les âges, chez des gens qui n'avaient jamais contracté la syphilis, mais qui étaient nés de parents syphilitiques.

Parmi les exemples les plus remarquables, je vous rapporterai celui de ces deux frères, âgés l'un de 40, l'autre de 44 ans, observés par M. Ricord, qui avaient chacun une lésion de la voûte palatine et du voile du palais d'apparence syphilitique, quoiqu'ils n'eussent jamais éprouvé aucun autre accident vénérien. M. Ricord a également vu, dans les mêmes conditions, un jeune homme de 17 ans qui était atteint d'une ostéite naso-palatine, avec destruction du voile du palais.

---

(1) Fougère, *Etude de l'angine ulcéreuse maligne, de sa nature scrofuleuse*. Thèse de Paris, 1871.

M. Bouchut rencontra la même lésion chez une jeune fille de 14 ans, et M. Hérard chez une autre âgée de 19 ans. M. Fournier aurait vu deux malades, âgés l'un de 18, l'autre de 25 ans, qui présentaient l'un et l'autre une tumeur gommeuse du voile du palais; le premier avait de plus un tubercule du pharynx; ils n'avaient jamais éprouvé d'accidents vénériens d'aucune sorte.

Rosen de Rosenstein rapporte le cas d'une jeune fille de 11 ans, chez laquelle le mal vénérien héréditaire détermina la tuméfaction et la suppuration des glandes du cou, du nez, la carie du palais et des ulcères rongeurs du visage.

Balling raconte qu'il fut consulté par un garçon de 16 ans, affecté d'un ulcère d'aspect syphilitique au gosier et de carie des os du nez; son père, au moment où il l'engendra, avait des symptômes de syphilis constitutionnelle. (Voyez la note qui termine cette leçon, p. 61-64.)

Tous ces faits, et beaucoup d'autres que je pourrais vous citer, sont trop sommaires et ne portent pas avec eux ce caractère d'évidence et de certitude qu'exigerait la solution d'un problème aussi délicat. Beaucoup pourraient être attribués tout aussi bien à la scrofule qu'à la syphilis. Malgré l'autorité des médecins qui les ont observés et auxquels il faut ajouter M. Hutchinson, qui a également constaté des cas d'ulcération et de destruction du voile du palais liés à la syphilis héréditaire tardive, je serais tenté de croire qu'on a décrit, comme manifestation tardive de la syphilis héréditaire, des affections du nez et du pharynx qui étaient bien plutôt scrofuleuses.

Quoi qu'il en soit, vous voyez que la considération de l'âge n'est que d'un faible secours pour le diagnostic de l'affection naso-pharyngienne.

IX

Dans son travail sur l'*angine scrofuleuse maligne* de nature scrofuleuse, M. Fougère a recherché et mis en parallèle les signes qui peuvent servir à la distinguer de la syphilose pharyngo-nasale. Il y en a plusieurs dont je vous ai déjà parlé dans le cours de ces leçons.

Les deux affections sont *très-insidieuses;* mais l'angine scrofuleuse a un début plus *lent*, moins *douloureux*, moins *inflammatoire* que l'angine maligne syphilitique, soit qu'elle procède de gommes qui se fondent brusquement, soit qu'elle résulte d'ulcérations primitivement phagédéniques.

Vous rappelez-vous ce malade mort à l'hôpital Saint-Louis d'une pharyngopathie qui, après avoir été syphilitique au début, était devenue plus tard scrofuleuse? Je vous faisais remarquer cet aspect mamelonné qu'avaient pris les ulcérations en cessant d'être syphilitiques. Leurs bords dans la scrofule sont amincis, au lieu d'être taillés à pic, renversés en dehors, durs, épais, œdématiés comme dans la syphilis.

Le *processus* des lésions scrofuleuses est *infiniment plus long* que celui des lésions syphilitiques. C'est certainement là un des meilleurs signes différentiels entre les deux affections. Le *Lupus vorax*, d'après certains auteurs, pourrait pourtant parcourir ses phases en moins de *six semaines*; n'importe : basez-vous principalement sur la marche des accidents, dans les cas d'un diagnostic difficile. Plus elle sera lente, plus longue sera l'évolution de chaque lésion, moins vous aurez de phénomènes brusques, inattendus, d'une allure vive et inflammatoire, etc.; et plus souvent aussi vous aurez le droit de supposer que l'affection est scrofuleuse.

X

Parmi les autres signes, je vous citerai la *couleur*, qui est lie de vin, violacée dans l'ulcère scrofuleux, tandis qu'elle est *rouge cuivré*, couleur de *chair* dans la syphilis; l'absence d'*adénite symptomatique* dans la scrofule, sa fréquence dans la syphilis (je crois que cette fréquence a été exagérée); les *cicatrices* qui sont luisantes, blanches, superficielles, irrégulières dans la scrofule, tandis que dans la syphilis elles affectent une forme arrondie ou ovalaire, et n'ont ni la même *blancheur*, ni le même *brillant* que celles de la scrofule, etc., etc.

Je n'insisterai pas plus longuement sur ce sujet. Tout ce que je pourrais y ajouter ne vous en apprendrait pas autant qu'un fait bien observé et suivi pendant longtemps. Aussi je vous renvoie à l'histoire de ce pauvre malade mort à l'hôpital Saint-Louis, dont je vous ai rapporté l'histoire avec détail, et qui nous a déjà fourni l'occasion de traiter quelques-uns des points qui se rattachent à la scrofule naso-pharyngienne.

XI

Et, à ce propos, je vous ferai remarquer qu'il y a autant de degrés au moins dans la scrofulose que dans la syphilose naso-pharyngiennes. Je ne vous ai entretenus jusqu'ici que des cas extrêmes, de ceux qui, par la nature, l'étendue et le processus des lésions, présentent le caractère de la malignité. Mais, de même que la syphilis, dans ses premières phases, se borne à des déterminations pharyngo-nasales superficielles et résolutives ou à des ulcérations qui ne sont pas phagédéniques, de même la scrofule peut n'attaquer le pharynx et le nez que d'une façon relativement légère, et sans y produire les désordres irrémédiables du lupus fibro-plastique. Ce sont ces formes bénignes qui ont été étudiées avec beaucoup de sagacité par mon collègue, M. le docteur Isambert. Elles présentent parfois une grande ressemblance avec les formes analogues de la syphilis. Toutefois leur diagnostic est en général moins ardu que celui des formes malignes dont nous venons de parler.

Je laisse de côté les types d'angine scrofuleuse qui se traduisent simplement par le catarrhe ou par l'hypertrophie folliculaire, avec ou sans érosion. Je prends la forme véritablement ulcéreuse. Quels sont ses caractères ?

Eh bien, messieurs, cette variété d'angine scrofuleuse est constituée par des ulcérations superficielles et indolentes, à bords irréguliers et sinueux, se fondant par une pente douce avec les parties voisines. Voilà bien des traits qui rapprochent ces ulcérations des plaques muqueuses érosives ; mais elles s'en distinguent par plusieurs circonstances :

1° Par leur *siége :* elles ont une prédilection marquée pour la paroi postérieure du pharynx, tandis que les plaques muqueuses la respectent et ne franchissent presque jamais l'isthme du gosier (1).

(1) Je viens d'observer un cas assez rare de plaques muqueuses siégeant sur la paroi postérieure du pharynx. En voici le résumé : Le malade, entré le 5 novembre 1875, salle 8, lit 4, dans mon service, avait contracté un chancre infectant quatre mois auparavant. Au moment où je l'ai examiné il avait : 1° de petites plaques confluentes, à base in-

2° Par leur *couleur :* les ulcérations pharyngiennes scrofuleuses ont une teinte jaunâtre comme celle du tissu adipeux; la muqueuse qui les entoure conserve sa coloration normale ou la reprend vite lorsqu'elle l'a perdue, en devenant d'un rouge violet. Les plaques muqueuses sont d'un rouge opalin ou bleuâtre, à nuances variées, qui leur donne parfois un aspect irisé, et elles sont presque toujours entourées d'une zone inflammatoire d'un rouge vif.

3° Par les *enduits* qui les recouvrent : les ulcérations scrofuleuses sont très-souvent recouvertes de crachats *muco-purulents très-visqueux*, d'une grande adhérence, et quelquefois de produits pultacés blanchâtres; les plaques muqueuses, au contraire, sont nettes, ou bien elles présentent à leur surface une espèce de production couenneuse, grise, résistante, mince au centre, épaisse sur ses bords, qui se détachent vigoureusement des parties voisines par leur couleur et par leur saillie.

4° *Par la constitution de leur fond :* tandis que les plaques muqueuses sont lisses ou finement granuleuses et gauffrées, les ulcérations scrofuleuses sont mamelonnées et paraissent formées de petits tubercules confluents qui s'élèvent un peu au-dessus des parties voisines et donnent à la muqueuse qui en est le siége l'aspect d'une peau de chagrin à très-grosses rugosités.

C'est là, selon moi, un caractère distinct fondamental. Je ne doute pas, en effet, messieurs, que ces petits mamelons tuberculi-

---

durée, sur la muqueuse préputiale; 2° sur la face interne et le bord libre des lèvres, de grandes plaques muqueuses également confluentes, dont les unes étaient arrondies, les autres de forme ovalaire allongée, se bifurquant aux commissures, etc., etc. Elles étaient recouvertes d'une pseudo-membrane d'un blanc grisâtre, mince au centre, épaisse à la circonférence, où elle se renflait en bourrelet, ce qui donnait à la lésion l'aspect cupuliforme. Sur quelques-unes la production couenneuse présentait un centre qui était rouge, ecchymotique, saignant et finement grenu. Mêmes lésions sur les bords de la langue; 3° sur la paroi postérieure du pharynx on voyait une véritable *mosaïque* constituée par une multitude de petites plaques opalines grises, très-minces, semi-transparentes, sans plaques d'érosion, peu saillantes au-dessus de la muqueuse, irrégulièrement arrondies, séparées par les lignes rouge sombre que dessinait entre leurs interstices la muqueuse sous-jacente, etc., etc.

formes ne constituent l'élément essentiel de l'ulcération pharyngienne et nasale de nature scrofuleuse. C'est en eux que s'opère lentement et presque sans réaction ce travail sourd de régression moléculaire, qui fait qu'au bout de quelque temps, sans qu'il y ait eu une action ulcérative bien évidente, la muqueuse est rongée, détruite dans une étendue plus ou moins considérable.

5° *Par leur mode de guérison :* les ulcérations scrofuleuses, même superficielles, sont rarement résolutives ; elles ne guérissent qu'en laissant des cicatrices blanches, nacrées, formées de faisceaux qui irradient en étoiles ou restent parallèles entre eux ; les plaques muqueuses sont toujours résolutives et guérissent sans laisser de traces; il en est de même de quelques autres ulcérations syphilitiques superficielles de la muqueuse pharyngienne.

XII

La cicatrisation des ulcérations scrofuleuses se fait sourdement et peu à peu, comme la perte de substance des tissus ; elle a une grande tendance à déformer les parties et à les unir entre elles au moyen d'adhérences. Sans doute, le même phénomène s'observe aussi dans les ulcérations syphilitiques, mais peut-être pas au même degré que dans la scrofule.

J'avais fait depuis longtemps cette remarque ; j'ai été heureux de la trouver dans l'excellent mémoire de M. Isambert sur l'angine scrofuleuse : « Ces désordres graves, ces difformités persistantes, « dit-il, ont été pour la plupart attribués à la syphilis. On voit « cependant, dans les observations de Czermak, de Bryk et dans « celles de M. Constantin Paul, recueillies par M. Fougère, qu'il est « des cas où l'on ne peut accuser que la scrofule. Les faits que nous « avons vus nous porteraient à penser que la syphilis a été trop « souvent incriminée, et que c'est au moins dans les cas où la « syphilis est entée sur une diathèse scrofuleuse que ces grands « désordres peuvent se produire » (1). Mon malade, auquel je vous ai renvoyé souvent, en est une preuve.

Je ne pousserai pas plus loin cette longue digression sur les pha-

---

(1) Isambert. *De l'angine scrofuleuse (pharyngo-laryngite scrofuleuse)*. UNION MÉDICALE, année 1873, 3e série.

ryngopathies scrofuleuses. Si vous m'accusiez d'y avoir trop insisté, je vous répondrais qu'à la gorge et au nez, comme sur beaucoup d'autres points de l'organisme, les deux grandes maladies constitutionnelles dont nous nous occupons se rencontrent si fréquemment et se manifestent par des lésions si semblables entre elles, qu'on ne saurait apporter un soin trop minutieux à les distinguer l'une de l'autre.

Du diagnostic, en effet, découlent le pronostic et le *traitement*.

Dans tout le cours de ces leçons, j'ai eu si souvent l'occasion de vous montrer les désordres irréparables de la syphilose pharyngienne nasale ; je vous ai décrit avec tant de détails les divers processus, leur siége, leur nature, leurs tendances et toutes leurs péripéties et complications, que je ne ferais que me répéter en revenant sur la question du pronostic.

Je pourrais en dire autant de la question du traitement. Mais j'ai encore à vous présenter quelques considérations nouvelles, et à insister sur des préceptes formels que vous ne devez jamais perdre de vue.

NOTE

Lorsque des ulcérations phagédéniques de la gorge et du nez, semblables à celles que j'ai décrites, se produisent chez des sujets qui n'ont jamais eu aucune manifestation syphilitique ou scrofuleuse, la question du diagnostic devient extrêmement embarrassante. J'en en ai dit quelques mots à propos de la syphilis héréditaire ; j'y vais revenir aujourd'hui.

Depuis que ces leçons ont été faites et données à l'impression, c'est-à-dire depuis l'année 1875, il a paru, sur la scrofulose et la syphilose pharyngo-nasales, deux travaux importants : l'un de M. le docteur Homolle, intitulé : *Des scrofulies graves de la muqueuse bucco-pharyngienne* (thèses de Paris, 1875) ; l'autre de M. Chaboux, qui a pour titre : *De certaines lésions de la région naso-pharyngienne que l'on doit rattacher à la syphilis*.

I

Voici quelles sont les conclusions du travail de M. Homolle :

« Le lupus de la face s'accompagne assez fréquemment (un peu plus d'un cinquième des cas) de lésions de la muqueuse bucco-pharyngienne. —Ces lésions dérivent, par continuité, du lupus des lèvres ou des fosses nasales, etc.; mais souvent prennent naissance dans la bouche ou la gorge, sans propagation directe. —Elles affectent divers types (érythème, ulcérations, scrofulide tuberculeuse hypertrophique, forme cancroïdale, etc.) ; le siége des lésions a une influence manifeste sur le type qu'elles tendent à revêtir.

« Des affections analoguespeuvent se développer primitivement sur la muqueuse du palais, de l'isthme ou du pharynx. — Elles se montrent sous deux formes principales : le lupus de la gorge (érosion progressive) et la scrofulide ulcéreuse (échancrure marginale et ulcère perforant). — L'ulcère perforant de la voûte palatine coïncide, chez quelques sujets, avec certaines lésions que l'on a attribuées à la syphilis héréditaire (dents crénelées, kératite interstitielle, nez déprimé, etc.).

« Les scrofulides graves primitives de la gorge sont, en général, des affections de la jeunesse. Leur siége de prédilection est le voile du palais, puis la paroi postérieure du pharynx; elles ne débutent presque jamais par les amygdales. — La propagation des lésions à l'épiglotte est rare ; les lésions du pharynx sont plus exceptionnelles encore. —Les angines scrofuleuses graves s'observent chez les sujets manifestement strumeux, ou constituent une des formes de la scrofule fixe primitive. La syphilis héréditaire à manifestations tardives est peut-être une des causes qui peuvent les faire naître.

« Le diagnostic est toujours difficile; il faut constamment songer à la syphilis et faire l'examen très-complet du malade, s'aider de tous les commémoratifs avant de se prononcer. Le lupus de la gorge, avec l'érosion progressive et les adhérences ultérieures des piliers postérieurs au fond du pharynx, est distingué plus aisément que la scrofulide ulcéreuse des autres formes d'angines chroniques. — Il ne faut pas attacher une importance trop absolue aux résultats du traitement spécifique pour admettre ou repousser l'idée de la syphilis. — Le traitement comprend l'administration des médicaments réputés strumeux et l'application de topiques irritants ou caustiques. »

Que ceux qui désirent étudier d'une manière approfondie la scrofulose de la gorge et du nez, primitive ou consécutive au lupus de la face, lisent et méditent l'importante thèse de M. Homolle.

II

La scrofulose pharyngo-nasale, ulcéreuse d'emblée, est presque impossible à distinguer de la syphilose des mêmes régions, quand aucune autre lésion antérieure ou concomitante plus caractéristique ne vient mettre sur la voie du diagnostic. Les uns pencheront pour la scrofule, les autres pour la syphilis. On a cru que l'influence de l'iodure de potassium, sur cette grave affection, pouvait servir de pierre de touche. Un médecin très-distingué de Lyon, M. Horand, chirurgien désigné de l'Antiquaille, a recueilli plusieurs observations fort curieuses de pharyngopathies et de rhinopathies destructives, qu'il a rencontrées chez des individus de 10 à 20 ans, qu'on aurait pu supposer strumeux. Eh bien, l'action rapidement curative de l'iodure, en pareil cas, lui a fait supposer que l'origine de ces lésions était la syphilis héréditaire. Les idées de M. Horand sur ce sujet se trouvent exposées dans la thèse de M. Chaboux, son élève, que j'ai citée plus haut. J'y renvoie le lecteur. Mais je ne puis résister au désir de citer quelques-uns de ces faits, afin de montrer combien il est difficile de se prononcer pour l'origine scrofuleuse ou syphilitique.

Je vais résumer les moins douteux :

1. Jeune fille de 18 ans, n'ayant jamais été malade. Rien d'anormal aux dents; néphélion de la cornée, suite d'une kérato-conjonctivite gauche, survenue de 12 à 15 ans. Mère syphilitique, infectée deux ans avant la naissance de cette fille. C'est à 18 ans seulement que la malade a eu pour la première fois des accidents pouvant être rattachés à la syphilis, c'est-à-dire une perforation de la voûte palatine, de l'ozène, des ulcérations du voile, etc. L'usage de l'iodure de potassium fit rapidement cicatriser ces lésions, dont il serait difficile de mettre en doute la nature syphilitique. (Chaboux, thèses de Paris, 1875, p. 47.)

Voilà l'exemple le plus net de syphilose pharyngo-nasale symptomatique d'une syphilis héréditaire. Tous les cas sont loin d'être ainsi.

2. Une jeune fille, arrivée à l'âge de 21 ans, sans avoir jamais présenté aucun accident syphilitique ou strumeux, fut prise d'une kératite double, suivie d'opacité de la cornée ; puis, six mois après, d'une ulcération profonde et croûteuse de la lèvre supérieure et de la commissure labiale à droite; enfin de douleurs dentaires avec ébranlement des dents de la mâchoire supérieure et perforation de la voûte palatine, large comme une lentille, placée au niveau du point d'insertion du palatum mobile. S'agissait-il d'une syphilis héréditaire? M. Horand administra l'iodure de potassium. Amélioration rapide, guérison au bout de deux mois, mais avec persistance de la perforation palatine. (Id., p. 17.)

3. Enfant de 10 ans, affectée depuis longtemps d'une kératite double ; dents usées, principalement les incisives. Formation d'une tumeur indolente de la voûte palatine, grosse comme une noisette; elle s'ouvre, laissant une perforation avec séquestre de la voûte palatine et effondrement du nez. Amélioration très-rapide par l'iodure. *Les deux parents étaient syphilitiques avant la naissance de leur fille.* Cette circonstance, jointe à la kérato-conjonctivite rebelle, à l'usure des incisives (deux signes pathognonomiques de la syphilis héréditaire, d'après M. Hutchinson), à l'action curative de l'iodure de potassium, ne laisse guère de doute sur la nature syphilitique de l'affection. (Id., p. 18.)

4. A l'âge de 15 ans, un jeune cultivateur, n'ayant présenté jusqu'alors aucune manifestation pouvant se rattacher à la scrofule ou à la syphilis, fut affecté d'une ulcération qui détruisit la cloison et la sous-cloison; puis la voûte palatine se perfora un an après, et un peu plus tard les piliers et le voile furent attaqués par un travail qui les détruisit en partie. M. Horand fit administrer de l'iodure de potassium. Bientôt la cicatrisation fut complète, mais avec des pertes de substance irréparables. (Id., p. 20.)

5. Un jeune homme, sans antécédents syphilitiques ou strumeux, né de parents non syphilitiques qui avaient procréé d'autres enfants d'une santé non douteuse, eut, à l'âge de 12 ans, une perforation de la voûte palatine, consécutive à l'évacuation d'une petite tumeur. Un an après, ulcération du voile et chute de la luette ; puis, les années suivantes, ozène, effondrement du nez, etc. On tenta inutilement, pendant plusieurs années, le traitement anti-strumeux. M. Horand lui fit prendre de l'iodure de potassium à dose élevée et le guérit en quatre mois. (Id., p. 23.)

6. Une jeune fille ayant presque toujours eu mal aux yeux, mais n'ayant jamais présenté aucun symptôme de syphilis, fut prise à 12 ans d'une tuméfaction de la racine du nez. Cinq ans après, ozène, effondrement de l'organe. Aucun renseignement sur ses parents. Amélioration par l'iodure de potassium. (Id., p. 26.)

7. Jeune fille d'une bonne santé jusqu'à l'âge de 11 ans. A cette époque, kérato-conjonctivite légère. Deux ans après, nasonnement, dysphagie, tubercules sur les ailes du nez. Usure des canines et de la couronne des molaires. Destruction d'une partie du voile du palais, de la luette, des piliers, des amygdales. Le père avait eu un chancre à 22 ans, non suivi d'accidents constitutionnels. Les trois aînés de cette fille étaient morts en naissant ou quelques mois après leur naissance. Iodure de potassium ; guérison rapide. (Id., p. 37.)

8. Jeune fille affectée d'une ostéite de l'extrémité inférieure du péroné à l'âge de 3 ans. De 5 à 12 ans, kératites ; à 15 ans, tubercules de la sous-cloison et des lobules du nez, puis ozène, nasonnement, destruction de la moitié gauche du voile, des piliers, de la luette, etc. Amélioration rapide par l'iodure. (Id., p. 40.)

9. Une femme infectée par son nourrisson, infecte sa propre fille, âgée de 9 mois, en lui donnant à manger des aliments qu'elle avait préalablement mâchés et insalivés. Sur ces entrefaites, elle devient enceinte à la suite d'un seul rapport avec son mari : accouchement à terme d'un enfant qui meurt âgé de 45 jours. Quatre mois après, elle redevient enceinte et met au monde à terme une seconde fille qui a vécu. L'aînée, qui avait contracté la syphilis après sa naissance, resta bien portante jusqu'à l'âge de 11 ans. A cette époque elle eut une rhino-pharyngopathie avec perforation de la voûte et destruction presque complète du voile du palais. Quant à la seconde, qui avait contracté la syphilis dans le sein de sa mère, elle resta, comme sa sœur, bien portante jusqu'à l'âge de 9 ans, et fut prise, en même temps qu'elle, d'accidents syphilitiques, lesquels consistèrent en ulcérations de la jambe gauche, arrondies, taillées à pic, à fond sanieux, grisâtres, indolentes, survenues à la suite d'abcès qui se sont ouverts spontanément.

Je n'ai résumé que les observations où l'action de la syphilis sur la production des pharyngo-rhinopathies est certaine ou probable. Il y en a quelques autres, dans cette thèse, dont je ne garantirais pas la nature syphilitique, malgré l'autorité de M. Horand. Elles me paraissent, au contraire, devoir se rattacher plutôt à la scrofule. Quoi qu'il en soit, l'iodure de potassium a guéri ou amélioré ces lésions, quelle que fût leur nature. Un pareil résultat, dont il faut s'applaudir au point de vue pratique, laisse planer quelques doutes sur la valeur de ce sel comme moyen diagnostique et rend le problème encore plus embarrassant à résoudre. Je persiste donc à dire qu'il y a des cas où il est absolument insoluble au point de vue de l'étiologie constitutionnelle.

Paris. — Imprimerie Cusset et Ce, rue Montmartre, 123.

SEPTIÈME LEÇON

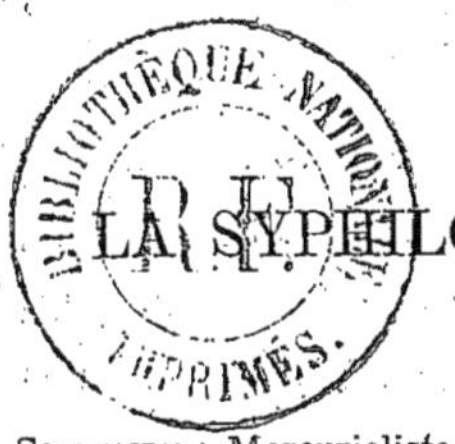

TRAITEMENT
DE
LA SYPHILOSE PHARYNGO-NASALE

SOMMAIRE : Mercurialistes et antimercurialistes. Le traitement mercuriel prévient-il la syphilose pharyngo-nasale? Statistiques. Iodure de potassium : son action préventive ; son action curative. Nécessité de l'employer à hautes doses dans toutes les formes et à toutes les périodes de la syphilose pharyngo-nasale, surtout de la syphilose palatine. Traitement local de la syphilose nasale.

MESSIEURS,

Vous savez qu'il existe, parmi les syphiliographes, des antimercurialistes qui proscrivent impitoyablement le mercure à toutes les phases de la syphilis. Il y en avait même autrefois qui poussaient l'esprit de prévention contre ce spécifique, jusqu'à lui attribuer toutes les lésions syphilitiques les plus graves et les plus profondes.

Quoiqu'on ait plaidé le pour et le contre de toutes les façons, le cas du mercure n'est pas encore définitivement jugé. Il a toujours des adversaires convaincus. Je suis loin d'approuver cette hostilité, surtout quand elle est absolue, générale et systématique.

Mais en est-il encore qui rendent le mercure responsable des lésions osseuses, des gommes, des viscéropathies, enfin des nombreux méfaits tertiaires de la vérole, et entre autres de l'affection pharyngo-nasale ?

Cette doctrine, qu'il faut condamner sans restriction, a eu des adhérents ; ils étaient même nombreux autrefois, et ce n'est pas sans étonnement qu'on a compté parmi eux des hommes d'une grande valeur. Aujourd'hui les préjugés contre le mercure ne poussent plus à de pareilles aberrations. Il est donc inutile de les combattre. D'ailleurs la réponse serait facile. Ne voit-on pas, en effet, tous les jours des malades qui sont atteints des accidents les plus graves de la syphilis tertiaire sans avoir pris de leur vie un atome de mercure ?

I

En nous plaçant au point de vue particulier de la syphilose pharyngo-nasale, j'ai pensé qu'il ne serait pas sans intérêt de savoir dans quelle proportion en sont atteints, d'un côté, les syphilitiques *non traités* et, d'un autre côté, les syphilitiques *traités*.

C'est une question qui, comme toutes celles de ce genre, est fort difficile à résoudre. Elle se simplifie cependant si, au lieu de supputer les syphilitiques en masse, on ne prend que ceux qui arrivent au tertiarisme.

Parmi ceux dont je vous ai exposé l'histoire, il n'y en a que peu qui n'aient pas été traités ; plusieurs l'ont été incomplétement ; et quelques-uns, malgré l'usage continué pendant longtemps des divers spécifiques sous toutes les formes, n'ont pu échapper à la syphilose pharyngo-nasale.

Sur quinze malades, je n'en trouve qu'un seul qui n'avait pris aucun remède avant l'invasion des accidents naso-pharyngiens ; c'est celui de l'observation VII. Mais on peut lui adjoindre les malades des observations VII et XIV qui n'avaient pris l'un et l'autre, au début de leur maladie, qu'un litre environ de liqueur de van Swieten.

Je rangerai parmi ceux qui ont fait un traitement incomplet les malades des observations I, III, IV, IX, XI et XIII. Vous voyez que la proportion en est assez grande, puisqu'elle est de plus d'un tiers. Rien n'est plus commun, en effet, que les gens qui ébauchent un traitement, le suivent à bâtons rompus, l'interrompent, le reprennent, et finissent par l'abandonner, découragés par le retour plus ou moins fréquent de poussées qu'ils se résignent à laisser guérir toutes seules.

La proportion des malades qui ne se soignent pas du tout ou qui ne prennent que des quantités insignifiantes de mercure ou d'iodure, est beaucoup moins considérable, puisque dans mes relevés elle ne dépasse pas un cinquième ; et encore, sur les trois que j'ai compris dans cette catégorie, n'y en avait-il qu'un qui fût absolument vierge de tout traitement.

Quant aux malades qui ont suivi pendant des années un traitement complet, méthodique et adapté aux formes et aux périodes de la maladie constitutionnelle, leur nombre est de six, comme le nombre de ceux de la deuxième catégorie.

II

C'est là une proportion très-considérable, puisqu'elle est de plus d'*un tiers*. J'ajoute que c'est une proportion affligeante, car elle est, jusqu'à un certain point, une preuve de l'impuissance de notre art, dans une maladie très-grave sans doute, mais qui a, sur beaucoup d'autres, le privilége d'avoir deux spécifiques.

N'est-ce pas là un argument dont se pourraient servir, avec quelque raison, les sceptiques et les fatalistes ? Il en existe quelques-uns en médecine comme en philosophie, de même qu'on y trouve aussi des enthousiastes, des mystiques et des illuminés.

Si encore ceux qui ont épuisé toutes les ressources de la médication spécifique n'étaient que légèrement atteints ! Mais on trouve chez eux, tout aussi bien que chez les autres, et même peut-être à un plus haut degré, les formes les plus graves et les plus destructives de la syphilose pharyngo-nasale.

Ce sont des particularités sur lesquelles j'ai insisté plusieurs fois et je n'ai pas besoin d'y revenir.

Quelle conclusion faudrait-il tirer de ma statistique ? Aucune, parce que cette statiatique est trop restreinte.

Quand on parle du traitement de la syphilis, c'est surtout du mercure qu'il est question ; le mercure, en effet, est administré au début et pendant les premières poussées de la maladie. Plus tard aussi on y a recours. Il est très-rare qu'un syphilitique n'ait pris, pendant toute la durée de ses accidents, que de l'iodure de potassium. Habituellement, ce sel ne se donne qu'après le mercure, avec lequel on l'associe d'habitude dans les premiers temps de son administration.

Ainsi, messieurs, sur mes quinze malades atteints de syphilose pharyngo-nasale :

1° *Un* seul était vierge de tout traitement hydrargyrique ou ioduré antérieur ;

2° *Deux* n'avaient pris que des doses insignifiantes de mercure au début de la maladie ;

3° *Six* ne s'étaient traités qu'incomplétement, à diverses époques, tantôt avec le mercure seul, tantôt avec le mercure associé à l'iodure de potassium ;

4° *Six*, à diverses reprises ou d'une manière continue, pendant plusieurs années et sous la direction de médecins éclairés, avaient été soumis à une médication spécifique hydrargyrique ou mixte.

III

Trouverons-nous, dans les auteurs, des proportions plus consolantes ? Un de mes amis, médecin fort distingué, M. le docteur Jullien, de Lyon, a publié l'année dernière un travail très-important intitulé : *Recherches statistiques sur l'étiologie de la syphilis tertiaire*, qui contient l'analyse résumée de deux cent trente-sept cas. Pour base d'une classification de ces deux cent trente-sept cas, M. Jullien a pris l'*absence* du traitement, l'*époque* à laquelle il a été institué, et la *nature* des spécifiques employés. Il a ainsi établi quatre catégories.

La première comprend les individus qui n'ont pris aucun médicament et chez lesquels la syphilis a évolué, selon ses lois naturelles, sans être combattue à aucune de ses périodes, soit par le mercure, soit par l'iodure de potassium.

La deuxième comprend les cas de syphilis mercurialisés *ab initio*, c'est-à-dire dès l'apparition du chancre infectant.

La troisième renferme les syphilitiques mercurialisés seulement à l'époque de l'invasion des accidents secondaires.

La quatrième, enfin, réunit les cas où l'iodure de potassium seul a été administré avant l'invasion des accidents tertiaires et à divers moments de la période secondaire.

Voilà une mine féconde de faits. M. le docteur Jullien, qui a eu la patience de les réunir, a eu le mérite plus grand encore de les soumettre à une critique savante. Aussi je ne saurais trop vous engager à lire cet excellent mémoire.

J'ai voulu y puiser quelques renseignements sur la question dont je m'occupe, et voici ce que j'y ai trouvé :

Sur ces deux cent trente-sept malades atteints de syphilis tertiaire, j'ai compté cinquante-quatre cas de syphilose pharyngo-nasale. Ce qui fait que cette affection constituerait environ le *quart* des manifestations tertiaires.

Il est vrai que dans ces cinquante-quatre cas elle n'était pas toujours seule. Quinze fois elle était accompagnée d'autres manifestations tertiaires. Par conséquent, trente-huit fois elle a formé un groupe isolé.

Envisageons-la maintenant dans ses rapports avec le traitement.

La première catégorie se compose de cinquante-neuf syphilitiques qui sont arrivés aux accidents tertiaires sans avoir jamais subi aucun traitement. Sur ce nombre, il y a seize syphiloses pharyngo-nasales, dont onze solitaires; une compliquée de gomme pré-sternale; une autre d'ecthyma; une troisième de gommes cutanées; une quatrième de gommes du cuir chevelu; une cinquième de sarcocèle. Parmi les syphilitiques tertiaires non traités, la syphilose naso-pharyngienne entre donc pour *un tiers.*

Dans la deuxième catégorie, on compte quarante-sept cas de syphilitiques traités par le mercure dès le début de l'accident primitif et atteints de manifestations tertiaires variées. Parmi elles, il y a onze cas de syphilose naso-pharyngienne, dont un seul compliqué d'exostoses frontales, cubitales et tibiales.

Parmi les syphilitiques tertiaires traités par le mercure *ab initio*, la syphilose pharyngo-nasale entre donc pour *un quart.*

La troisième catégorie, constituée par cent douze syphilitiques tertiaires, ayant suivi un traitement mercuriel à partir de l'invasion des accidents secondaires, contient vingt-six cas de syphilose naso-pharyngienne, dont dix-sept simples ou solitaires et neuf accompagnés de manifestations diverses, à savoir : dans un cas, de gomme pré-sternale; dans un autre, d'ostéites multiples et d'orchite atrophique; dans un troisième, de syphilide pustulo-crustacée; dans un quatrième, de gommes; dans un cinquième, de gommes; dans un sixième, d'iritis; dans un septième, de gomme du masséter; dans un huitième, de syphilide ulcéreuse; dans un neuvième, d'ecthyma, d'exostoses, de paralysie du membre supérieur droit.

Parmi les syphilitiques tertiaires traités par le mercure *a secundariis*, la syphilose pharyngo-nasale entre donc pour *un quart* également.

Quant à la catégorie des syphilitiques tertiaires n'ayant pris que de l'iodure de potassium pour tout traitement, à diverses époques de leur maladie, elle ne renferme parmi ses sept cas aucune syphilose pharyngo-nasale.

Ainsi, la syphilis qui évolue naturellement expose un peu plus que les syphilis traitées par le mercure, à la syphilose pharyngo-nasale. La différence est minime, puisqu'elle n'est que celle d'un *tiers* à un *quart*.

IV

J'ai cherché à savoir aussi quelle influence les conditions que je viens de passer en revue ont eue sur l'époque d'apparition de la syphilose pharyngo-nasale, et voici ce que j'ai trouvé :

1° Chez les syphilitiques tertiaires non traités par le mercure, cette affection est survenue en moyenne au bout de *cinq ans;*

2° Chez les syphilitiques traités par le mercure *ab initio*, au bout de *sept ans;*

3° Chez les syphilitiques traités par le mercure *à secundariis*, c'est-à-dire depuis l'invasion des accidents secondaires, au bout de *quatre ans* seulement.

Ce dernier résultat, je l'avoue, était tout à fait inattendu. Mais les statistiques nous exposent fréquemment à de pareilles surprises. Si l'on s'en tenait à ces chiffres, il faudrait conclure, en prenant pour type l'évolution naturelle de la syphilis, qui donne une moyenne de *cinq ans* entre l'accident primitif et la syphilose pharyngo-nasale : que le traitement mercuriel, dès le début, *re-*

tarde l'apparition de cette dernière de *deux ans*, tandis que le traitement mercuriel *à secundariis* l'*avance* d'*un an*.

Voyez, messieurs, à quelles conséquences opposées on arrive quelquefois avec les chiffres. Vous vous rappelez que, pour quatorze de mes cas, j'ai trouvé comme intervalle entre l'accident primitif et la syphilose pharyngo-nasale une durée de *huit ans et demi*. Presque tous les malades avaient suivi un traitement antérieur mixte, plus ou moins complet.

De pareilles divergences mettent dans une grande perplexité, lorsqu'il s'agit de formuler une conclusion. Mais n'attachons pas une trop grande importance à des résultats où le hasard joue sans doute un grand rôle. Laissons-nous guider par la pratique de chaque jour, par notre instinct médical et par l'expérience de tous nos maîtres.

Quel est l'enseignement qui en ressort? C'est qu'il faut traiter, dès le début, toutes les manifestations de la syphilis avec le mercure et l'iodure de potassium, seuls ou combinés, suivant les dates et les formes de la syphilis; et qu'il est nécessaire d'en prolonger l'usage longtemps, pendant des années, en ayant soin de le suspendre quelquefois pour laisser reposer l'organisme, et empêcher sa susceptibilité thérapeutique de s'émousser. En agissant ainsi, on a l'avantage de guérir les accidents et sans doute aussi d'atteindre la diathèse.

Mais prévient-on les manifestations futures? Eh bien, j'ai vu si souvent des lésions inattendues survenir en plein traitement mercuriel ou iodure, que ma confiance dans la vertu préventive de ces spécifiques a été fort ébranlée.

Ne vous ai-je pas fait assister, pour ainsi dire, dans quelques-unes de mes observations, à la naissance et aux progrès de syphiloses pharyngo-nasales, qui attaquaient des malades bien qu'ils fussent soumis à un traitement énergique pour d'autres manifestations syphilitiques?

Ne comptons donc pas trop sur l'action préventive du mercure et de l'iodure de potassium.

Bien loin de moi la pensée de jeter un discrédit immérité sur ces deux grands spécifiques. Usez-en largement dans la syphilis, surtout lorsqu'elle est en activité. Mais ne vous imaginez pas qu'il suffirait de saturer pendant toute sa vie un malade avec du mercure ou de l'iodure de potassium, pour l'empêcher d'avoir des accidents syphilitiques.

En agissant ainsi, vous vous exposeriez à de cruels mécomptes.

Attaquez vigoureusement les manifestations, poursuivez-les même quelque temps après leur disparition; puis arrêtez-vous, pour recommencer, s'il le faut.....

V

Cette pratique, les expectants systématiques pourraient la blâmer ou du moins ne pas l'approuver dans tous les cas. Il est certain qu'elle ne trouve pas toujours, au même degré, son indication. Mais, quand il est question de la syphilose pharyngo-nasale, il est indispensable de ne pas perdre une minute. Le processus est si rapide, si foudroyant, que le moindre retard, la plus courte hésitation soit dans le choix, soit dans les doses, peuvent devenir funestes. Je ne connais pas de détermination syphilitique où l'urgence soit plus impérieuse. Pénétrez-vous bien de cette vérité.

Comme les lésions qu'il s'agit de combattre sont de nature tertiaire, c'est à l'iodure de potassium qu'il faut avoir recours. Ne craignez pas d'en porter d'emblée la dose quotidienne à 3, 4, 5 et 6 grammes. Il faut cette quantité pour agir vite et profondément. Chose remarquable! les effets physiologiques du médicament, c'est-à-dire la congestion catarrhale de la conjonctive, de la muqueuse nasale, du pharynx, etc., sont souvent beaucoup moins prononcés avec les fortes qu'avec les petites doses.

C'est le seul spécifique capable d'arrêter le processus. Le mercure sans doute ne serait pas inefficace; mais son action est beaucoup trop lente. L'iodure de potassium lui est incomparablement supérieur à tous égards dans les déterminations de la syphilis sur le nez et sur le pharynx. N'oubliez pas que, dans les cas de tubercules, de gommes, d'infiltrations hyperplasiques diffuses du voile, de la voûte, de l'isthme et du pharynx, il y a indication formelle de ne pas temporiser un seul instant. Si vous différiez avec l'opportunité, vous verriez ces productions syphilitiques tertiaires marcher à grands pas vers la régression nécrobiosique, et subir fatalement le phénomène de la fonte destructive. Or, quand le processus est arrivé là, une perte de substance est inévitable. Peut-être, en tout autre lieu, serait-elle insignifiante, mais dans cette région elle est toujours grave et quelquefois irréparable.

VI

En pareille occurrence, l'iodure de potassium est le spécifique le plus actif. Toutefois, il ne me paraît développer la plénitude de son action que pendant la période formative des hyperplasies circonscrites ou diffuses. Quelque impétueux que soit le mouvement de prolifération, je crois l'iodure capable de l'enrayer, s'il est administré à temps. Encore faut-il que le sujet ne soit pas réfractaire au médicament, et que son organisme en puisse concevoir et favoriser l'action thérapeutique.

Mais lorsque les tissus étouffés par l'exubérance de leur vitalité morbide se métamorphosent en produits usés, inorganisables et destinés à l'élimination, quel agent thérapeutique, fût-il dix fois plus puissamment spécifique que l'iodure, pourrait les arrêter sur la pente de cette dégénérescence suraiguë?

Lorsque le fait est accompli, rien ne pourrait l'empêcher d'avoir eu lieu. Tout au plus l'iodure restreindra-t-il alors le foyer du mal. Son rôle se bornera à circonscrire et à réparer. Il s'en acquitte parfois à merveille. Ne lui demandez pas l'impossible : d'obturer, par exemple, une perforation de la voûte, de rétablir un pilier détruit, de restituer un lambeau du voile et de relever la charpente nasale, etc., etc.

Certes, messieurs, si l'iodure de potassium était toujours infaillible quand il est administré à l'époque et aux doses voulues, on ne verrait plus les nécroses, les caries, les ulcérations et toutes les conséquences si sérieuses des pharyngopathies tertiaires. Son maniement est devenu si familier aux médecins, et même aux malades, qu'il est presque sans exemple aujourd'hui qu'un cas de syphilose pharyngo-nasale n'ait pas été traité par lui. Pourquoi échoue-t-il? Il échoue, d'abord parce qu'il n'est pas doué de cette infaillibilité absolue (1) dont on gratifie trop facilement les spécifiques, et, sans doute aussi, parce qu'on le donne trop tard et à trop faibles doses. Songez qu'il a à lutter contre une des déterminations syphilitiques le plus étrangement insidieuses, contre une malignité taciturne, jusqu'à l'heure où elle éclate en effets foudroyants et irrésistibles, ou bien contre une malignité destructive d'emblée et d'une insatiable voracité.

Quoi qu'il en soit, votre premier soin, à quelque période de l'affection qu'on vous consulte, est de faire prendre de l'iodure de potassium. Commencez par 3 ou 4 grammes et portez rapidement, les jours suivants, la dose jusqu'à 6 ou 8 grammes, suivant les cas et l'effet physiologique et curatif du remède.

Faut-il lui associer le mercure de prime abord? Non, ce serait inutile. Frappez fort avec l'iodure, puis, plus tard, vous verrez si quelques indications d'administrer l'hydrargyre se présentent.

VII

Quant au traitement local, je vous ai dit plusieurs fois avec quelle réserve il y fallait recourir. Un travail d'irritation locale provoqué intempestivement peut hâter la fonte de l'hyperplasie loin de favoriser sa résolution. Aussi abstenez-vous de toucher aux gommes, aux tubercules du voile du palais, de l'isthme du pharynx, etc., etc., quand vous voyez qu'ils sont encore dans la période formative.

S'il s'agit de productions gommeuses déjà ulcérées ou d'ulcérations primitivement phagédéniques, on peut chercher à modifier leur vitalité, à favoriser leur cicatrisation, en les cautérisant soit avec le nitrate d'argent, soit avec la teinture d'iode. Il y a beaucoup d'autres agents plus actifs qu'on a préconisés. Défiez-vous de ceux qui sont trop caustiques. Je me contente de la teinture d'iode, et j'ai rarement besoin de recourir au nitrate d'argent.

(1) Voir mon mémoire sur un cas de *Syphilis gommeuse précoce et réfractaire à l'iodure de potassium.*

Tout ce que je viens de vous dire s'applique surtout aux pharyngopathies syphilitiques tertiaires. La syphilose nasale exige le même traitement interne, mais son traitement local est plus compliqué.

Lorsqu'il y a de l'ozène et des sécrétions mucóso-purulentes fétides très-abondantes, il faut faire pratiquer des injections ou *douches nasales*. Cette petite opération est assez facile. On a recours au procédé qu'a inventé Weber et qui est connu sous le nom de *douche naso-pharyngienne* (1).

Vous connaissez le principe sur lequel il repose : quand on injecte un liquide dans le nez, de façon à remplir complétement la fosse nasale sur laquelle on opère, ce liquide ne tombe point dans le pharynx ; il revient par la narine du côté opposé, après avoir contourné le bord postérieur de la cloison. Savez-vous pourquoi? C'est que le voile du palais, par un mouvement instinctif et réflexe, se relève et s'applique hermétiquement sur la paroi postérieure du pharynx, de manière à former un diaphragme parfait.

Le malade doit avoir la tête fortement penchée en avant, respirer la bouche ouverte et éviter tout mouvement de déglutition. Il faut que la canule de la seringue soit assez volumineuse pour obturer complétement la narine dans laquelle on l'introduit. On opère alternativement sur l'une et l'autre narine pour produire des courants en sens inverse et obtenir un lavage plus complet.

VIII

Les liquides dont on se sert varient beaucoup. L'un des meilleurs est l'eau tiède légèrement salée (10 grammes de sel commun

(1) Voir, au sujet des douches naso-pharyngiennes : *Muller's Archiv.*, 1847, p. 35 et suiv. *De l'influence du refroidissement et de l'échauffement des nerfs sur leur pouvoir conducteur*, par Ernest-Henri Weber. — *The Lancet*, 1864, qui contient un article important du docteur Thudichum sur les douches naso-pharyngiennes. — *Note sur une nouvelle méthode d'injections nasales et sur ses applications au traitement de l'ozène*, par M. Maisonneuve, *Bulletin de Thérapeutique*, t. XLVI, p. 32. — Gailleton, *Revue de thérapeutique médico-chirurgicale*, 15 août 1867. — *Irrigation naso-pharyngée, nouvelles recherches, applications des eaux du Mont-Dore, appareil*, par le docteur Alvin. — Tillot (Emile), *Rhinite chronique*, *Annales des maladies de l'oreille et du larynx*, mai 1875, nº 2.

pour 1 litre d'eau). Une douche avec cette solution suffit quelquefois pour faire disparaître la mauvaise odeur; mais presque toujours il faut la répéter quatre ou cinq fois par jour.

Parmi les liquides désinfectants, je vous recommande ceux au permanganate de potasse, à l'acide phénique et à la liqueur de Labarraque. Comme véhicule, prenez toujours 1 litre d'eau tiède. Vous y ajouterez soit deux cuillerées à bouche de la solution suivante :

Pr. :	Permanganate de potasse.	10 grammes.
	Eau	100 grammes.

soit 1 gramme d'acide phénique, soit 5 à 10 grammes de liqueur de Labarraque.

Comme véhicule des douches médicamenteuses, vous pourrez employer 1 litre de décoction de feuilles de noyer, de roses de Provins, de quinquina, de ratanhia ou autres substances astringentes; et vous y ferez dissoudre de faibles quantités de sulfate de zinc (50 à 80 centigrammes), d'alun (50 à 80 centigrammes), d'acétate de plomb (1 gramme), de chlorate de potasse (5 à 10 grammes). Guersant faisait faire des injections avec 500 grammes de lait auxquels on ajoutait deux ou trois cuillerées à bouche de liqueur de van Swieten.

IX

Je cherche à agir aussi sur la muqueuse nasale par un procédé plus facile encore, en faisant renifler plusieurs fois par jour des poudres à priser médicamenteuses. Je n'ai pas besoin de m'étendre sur le *modus faciendi;* qu'il me suffise de vous donner quelques formules. La poudre qu'on emploie comme véhicule est, soit du sucre, soit du talc de Venise. Le sucre est préférable dans les formes sèches et le talc dans les formes humides de l'ozène. Quant à la poudre active, on peut choisir, suivant les cas, entre le calomel, le précipité blanc, le chlorate de potasse, l'alun, le tannin, etc. Voici quelques formules :

Pr. :	Sucre ou talc	10g,00
	Calomel.	0 ,50
	Sous-nitrate de bismuth	5 ,00

Le sous-nitrate de bismuth est un excellent topique qu'on peut faire entrer dans la plupart des formules de ces poudres.

Pr. :	Précipité rouge	0g,25
	Sucre ou talc	15 ,00

On associe l'alun et le tannin :

Pr. :	Alun }	ãã 1g,00
	Tannin }	
	Talc	10 ,00
	Sous-nitrate de bismuth	5 ,00

Hédénus préconise les deux poudres suivantes :

Pr. :	Calomel	0g,25
	Poudre d'herbe de marjolaine }	ãã 4 ,00
	— de racine d'asarum }	
	Sucre en poudre }	
Pr. :	Charbon animal	4g,00
	Poudre de quinquina }	ãã 9 ,00
	— de myrrhe }	
	— de girofle	0 ,50

Enfin, parmi les topiques plus actifs, je vous recommande le nitrate d'argent, lorsqu'il existe des fongosités et des ulcérations. Servez-vous du crayon, si cela est possible, ou bien d'une solution de ce sel (au cinquième, au dixième, etc.), dans de l'eau distillée ou de la glycérine, que vous appliquerez directement sur la partie malade à l'aide d'un pinceau. Voici la formule d'une pommade dont vous pourrez faire usage :

Pr. : Nitrate d'argent . . . . 0g,50 ou 1 gramme.
Dissolvez dans 1 à 2 grammes d'eau distillée et incorporez à :
Cold-cream . . . . 20 grammes.

X

J'en ai dit assez, messieurs, pour vous faire comprendre le parti que vous pourrez tirer des topiques dans le traitement de la syphilose nasale. Vous remédierez à un de ses symptômes les plus fâcheux, l'ozène ; vous modifierez ou vous tarirez les sécrétions morbides ; vous hâterez la cicatrisation des ulcères ou favoriserez l'élimination des os nécrosés (1). Mais vous ne faites ainsi que de la médication adjuvante. Là, comme dans les pharyngopathies, donnez toujours l'iodure de potassium de bonne heure et à fortes doses.

Il ne me reste plus qu'à vous dire un mot sur le côté chirurgical du traitement. Je serai bref ; il ne m'appartient pas, en effet, d'entrer dans le détail des procédés opératoires, dont vous trouverez la description dans tous les traités de chirurgie.

Les pertes de substance du voile ou de la voûte produites par la syphilis n'affectent aucune régularité, de telle sorte qu'il est difficile de dire d'avance comment il faudra intervenir et même s'il sera possible d'intervenir. L'indication précise ne peut se formuler qu'après le résultat définitif du processus. Il faut attendre pour agir qu'il ait produit tout son effet, qu'il soit éteint et que ses désordres soient réparés spontanément, dans la mesure du possible. C'est un point de pratique trop évident pour qu'il soit nécessaire d'y insister.

Mais il y a peut-être des personnes qui pourraient croire que la syphilis, en tant que diathèse, et indépendamment de ses déterminations locales, est une contre-indication aux opérations chirurgicales. Ce serait là une grande erreur.

J'ai souvent été frappé de la rapidité avec laquelle les plaies se guérissent et se cicatrisent chez les syphilitiques. Quand il n'y a pas état cachectique, la syphilis ne porte aucune atteinte à la plasticité réparatrice. Elle la favoriserait plutôt qu'elle ne l'amoindrirait.

Si donc, à la suite de la syphilose pharyngo-nasale, l'occasion se présente de pratiquer la staphyloraphie, ou de détruire des adhérences vicieuses pour en faire contracter de moins incorrectes et remédier tant bien que mal aux divers troubles fonctionnels consécutifs, eh bien, n'hésitez pas à porter l'instrument tranchant là où vous le jugerez nécessaire.

(1) Voir un très-bon mémoire du docteur A. Cousin, publié dans le tome II du *Bulletin de Thérapeutique* de 1868, intitulé : *Étude sur l'ozène constitutionnel et les divers moyens thérapeutiques qui conviennent au traitement de cette affection.*

Quand il s'agit de la voûte palatine, il faut attendre, bien entendu, non-seulement que les bords de la fistule soient cicatrisés, mais aussi que les fragments d'os nécrosés aient été éliminés. Des divers procédés de palatoplastie, celui de Roux ne peut s'appliquer que dans le cas de perte de substance très-petite. Lorsque l'hiatus est considérable, il serait impraticable ou échouerait. On pourrait tenter celui de Kramer, mais en pareil cas il vaut peut-être mieux renoncer à toute opération et recourir à des pièces artificielles.

Aujourd'hui on les fabrique avec une telle perfection, que la chirurgie réparatrice des lésions de la voûte et du voile du palais a évidemment perdu de son importance. En voyant les résultats merveilleux de la prothèse de cette région, on serait presque tenté d'affirmer qu'elle a dit son dernier mot.

XI

Il est quelquefois si difficile de diagnostiquer d'une manière précise la cause constitutionnelle de l'affection, qu'il est permis d'hésiter sur le choix de la médication.

Dans cet état d'incertitude, il faut recourir d'abord aux agents les plus spécifiques et les plus actifs, c'est-à-dire à l'iodure de potassium et au mercure. S'ils échouent, on s'adressera à une autre médication. N'y a-t-il pas des cas où, d'après M. Williams, l'iodure de potassium réussit très-bien dans l'ulcère perforant du voile du palais, bien que cette lésion n'ait aucune teinte syphilitique, qu'elle soit *idiopathique* ou plutôt *scrofuleuse ?*

M. Bazin conseille l'usage de ce médicament quand le diagnostic est douteux.

Les agents qu'on emploie contre la scrofule ne sont pas doués d'une aussi grande spécificité que le mercure et l'iodure de potassium dans la syphilis. Ils possèdent pourtant une efficacité incontestable, et c'est à eux qu'il faut avoir recours dans les déterminations graves pharyngo-nasales d'origine strumeuse.

Ce sont l'huile de foie de morue à très-hautes doses, l'iodure de fer, le quinquina, les toniques, une nourriture substantielle, le grand air, les bains sulfureux, les bains de mer, etc.

Le traitement local consistera en applications de teinture d'iode simple ou associée à l'opium, de teinture éthérée d'iodoforme, d'une solution de chlorure de zinc au centième ou au deux-centième ; d'une solution au huitième et même au quart d'acide chromique. Ce dernier topique est admirablement supporté par les muqueuses de la bouche, du pharynx et même du larynx. Il exerce une action très-puissante sur les œdèmes de la glotte, en crispant fortement les membranes, et il éloigne ou évite la nécessité de la trachéotomie (1).

J'en ai fini, messieurs, avec les vues d'ensemble que je voulais vous donner sur le traitement de la syphilose pharyngo-nasale. Je laisse à votre perspicacité clinique, à l'expérience que vous avez acquise ou que vous acquerrez, le soin de pénétrer plus avant dans le détail des indications, d'en saisir les nuances, d'en démêler l'opportunité avec ce sens pratique qui implique tout à la fois le discernement, la décision et la persévérance dans l'emploi des agents thérapeutiques.

(1) Isambert, *loc. cit.*

EXTRAIT DU BULLETIN DE THÉRAPEUTIQUE MÉDICALE ET CHIRURGICALE
numéros des 15-30 *février* 1876.

Paris. — Typographie A. Hennuyer, rue d'Arcet, 7.

Nouvelles Publications

DE LA LIBRAIRIE V. ADRIEN DELAHAYE ET Cie.

Leçons sur les maladies du système nerveux, faites à la Salpêtrière par le professeur CHARCOT, recueillies et publiées par le docteur BOURNEVILLE, rédacteur en chef du *Progrès médical*. 2e édition, revue et augmentée. 2 vol. in-8, avec 50 figures intercalées dans le texte et 20 planches en chromolithographie : 26 fr. — Cartoné : 28 fr.

Leçons sur les maladies du foie, des voies biliaires et des reins, faites à la Faculté de médecine de Paris par le professeur CHARCOT, recueillies et publiées par les docteurs BOURNEVILLE et SEVESTRE. 1 vol in-8, avec 37 figures dans le texte et 7 planches en chromolithographie : 10 fr.

Leçons de thérapeutique, faites à la Faculté de médecine de Paris par le professeur GUBLER, recueillies et publiées par le docteur F. LEBLANC. 1 vol. in-8 : 10 fr — Cartonné : 11 fr.

Maladies du rectum, diagnostic et traitement, par William ALLINGHAM, membre du Collége royal des chirurgiens d'Angleterre, etc. Ouvrage traduit et annoté par le docteur POINSOT, avec une Introduction de M. le professeur COURTY. 1 vol. in-8 : 5 fr.

Éléments d'anatomie comparée des animaux invertébrés, par le professeur Th. H. HUXLEY, membre de la Société royale de Londres. Ouvrage traduit de l'anglais par le docteur G. DARIN, avec une préface, des notes et un chapitre sur les principes de la biologie, par le professeur GIARD. 1 vol. in-18 avec 156 figures intercalées dans le texte : 6 fr.

Leçons de clinique obstétricale, professées à l'hôpital des Cliniques par le docteur DEPAUL, professeur de clinique d'accouchements à la Faculté de médecine de Paris, membre de l'Académie de médecine, rédigées par le docteur DE SOYRÉ, chef de clinique, revues par le professeur. 1 vol. in-8, avec figures intercalées dans le texte : 16 fr.

Clinique médicale, par le docteur GUENEAU DE MUSSY, médecin de l'Hôtel-Dieu, membre de l'Académie de médecine, etc. 2 vol. in-8 : 24 fr.

De l'urine et de ses altérations pathologiques, étudiées au point de vue de la chimie physiologique et de ses applications au diagnostic et au traitement des maladies générales et locales, leçons professées à University College à Londres, par le docteur G. HARLEY. Traduites de l'anglais par le docteur HAHN. 1 vol. in-12, avec 35 figures intercalées dans le texte : 6 fr.

Traité pratique des maladies du larynx, précédé d'un **Traité complet de laryngoscopie**, par le docteur Ch. FAUVEL, ancien interne des hôpitaux de Paris. 1 vol. in-8, avec 114 fig. dans le texte et 20 planches, dont 7 en chromolithrographie. Broché : 20 fr. — Cartonné : 21 fr.

Leçons de clinique chirurgicale, professées à l'hôpital des Cliniques par le docteur Léon LABBÉ, chirurgien de l'hôpital de la Pitié, professeur agrégé à la Faculté de médecine de Paris, etc., recueillies, rédigées et publiées par Emmanuel BOURDON, interne des hôpitaux, revues par le professeur. 1 vol. in-8 avec 1 planche. Broché : 12 fr — Cartonné : 13 fr.

Traité clinique des maladies de l'utérus, par J.-N. DEMARQUAY, chirurgien de la Maison municipale de santé, etc., et SAINT-VEL, lauréat de l'Académie de médecine, etc. 1 vol. in-8, avec figures dans le texte. Broché : 10 fr. — Cartonné : 11 fr.

Maladies chirurgicales du pénis, par J.-N. DEMARQUAY, chirurgien de la Maison municipale de santé, membre de l'Académie de médecine. Ouvrage publié par les docteurs G. VŒLKER et J. CYR. 1 vol. in-8, avec figures dans le texte et 4 planches en chromolithographie. Broché : 11 fr. — Cartonné : 12 fr.

Manuel d'anatomie, par le docteur J.-A. FORT, professeur libre d'anatomie. Deuxième édition du Résumé d'anatomie, revue, corrigée et augmentée. 1 vol. in-18, avec 151 figures dans le texte : 7 fr. 50 c.

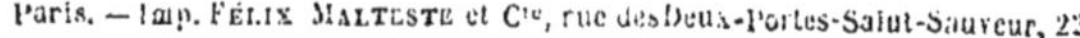

Paris. — Imp. FÉLIX MALTESTE et Cie, rue des Deux-Portes-Saint-Sauveur, 22.